Ruth Claudia Stahl • Essen Sie sich schön

Seit Eva den Apfel aß,

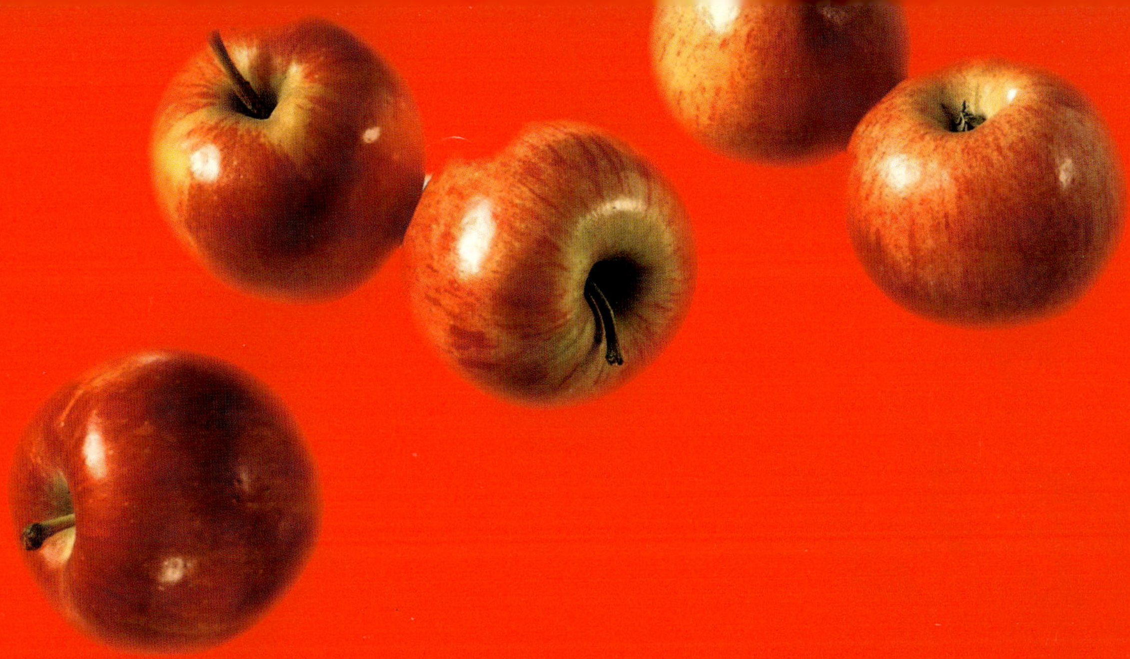

hängt vieles vom Essen ab.

Lord Byron

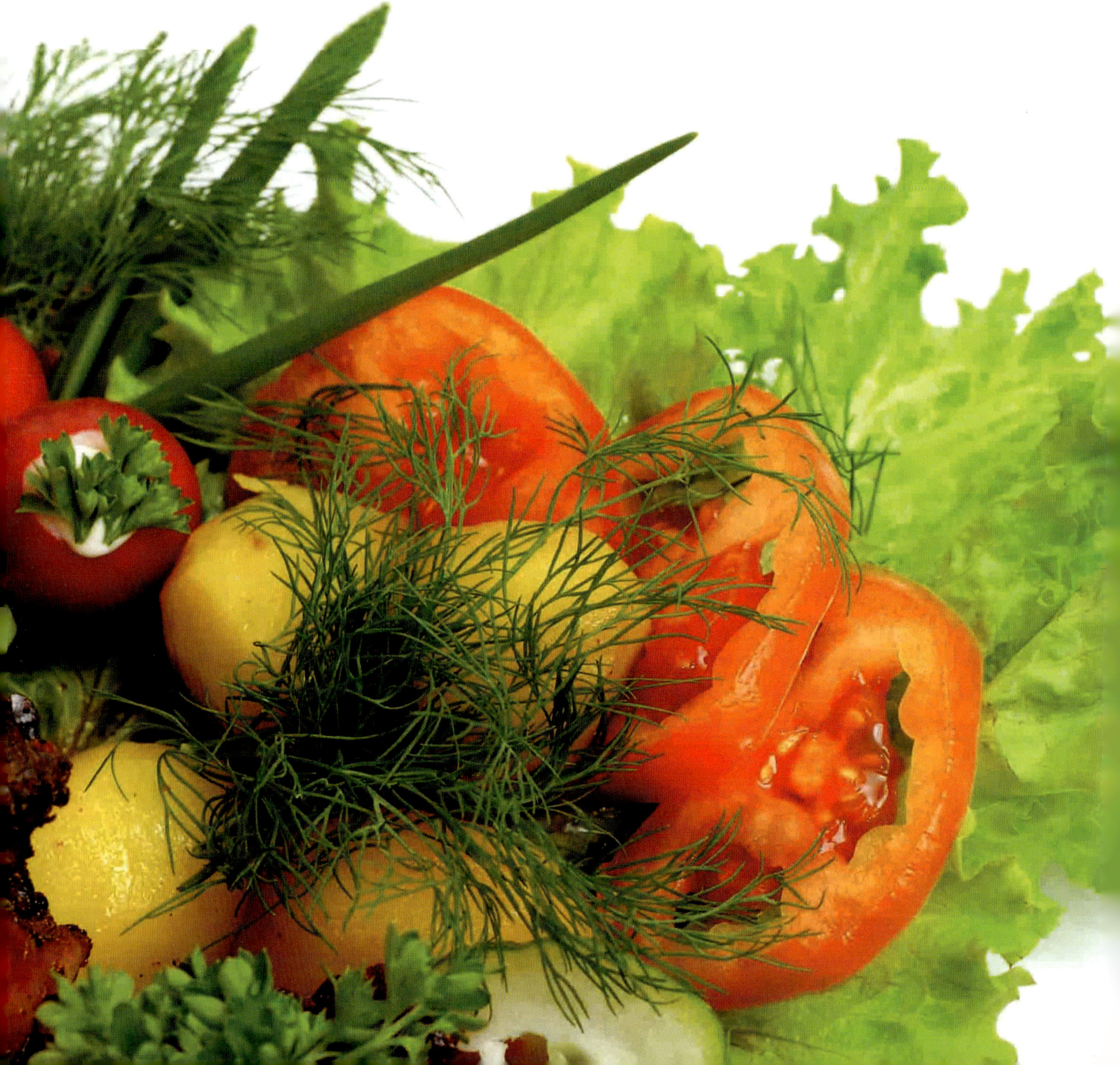

Ruth Claudia Stahl

Essen Sie sich schön

- Alles über Vitalstoffe & Co.
- Die besten Lebensmittel für Ihre Gesundheit
- Schmackhafte Ernährungstipps für zwischendurch

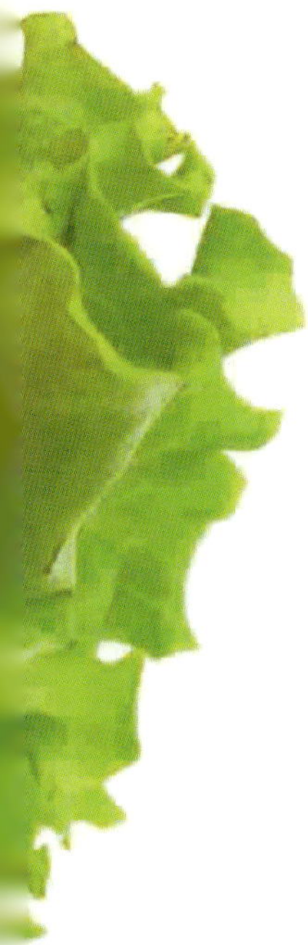

Unter Mitarbeit von Nadja-Linn Stahl

Kösel

Zeichenerklärung

für Tabellenangaben

Kcal:	Kilokalorie	**A:**	Vitamin A
KH:	Kohlenhydrate	**E:**	Vitamin E
Eiw:	Eiweiß	**Fol:**	Folsäure, Vitamin B9
muFS:	mehrfach ungesättigte Fettsäuren (besonders erwünschte Anteile im Fett)	**B:**	Vitamin B-Gruppe
		C:	Vitamin C
		g:	Gramm
		mg:	Milligramm, ein Tausendstel Gramm
Mg:	Magnesium		
Ca:	Kalzium	**µg:**	Mikrogramm, ein Millionstel Gramm
Fe:	Eisen		
Zn:	Zink		

Wichtiger Hinweis
Alle Angaben in diesem Buch erfolgen nach bestem Wissen und Gewissen. Die Umsetzung der enthaltenen Anregungen geschieht jedoch in eigener Verantwortung der Leserinnen und Leser. Im Zweifelsfall und/oder bei bestehender Erkrankung sind die Ernährungsempfehlungen mit Ihrem Arzt oder einer anderen qualifizierten Fachperson abzustimmen. Eine Haftung irgendwelcher Art von Seiten der Autorin oder des Verlages wird hiermit ausgeschlossen.

FSC
Mix
Produktgruppe aus vorbildlich bewirtschafte
Wäldern und anderen kontrollierten Herkünf
www.fsc.org Zert.-Nr. GFA-COC-001298
© 1996 Forest Stewardship Council

Verlagsgruppe Random House FSC-DEU-0100
Das für dieses Buch verwendete FSC-zertifizierte Papier
BVS matt liefert "Papierfabrik Scheufelen GmbH + Co.KG"

Umschlag: istockphoto / Joan Vicent Cantó Roig
Umschlagmotiv: Fuchs_design, München
Layout und Herstellung: Ilse Weidenbacher, München
Druck und Bindung: Kösel, Krugzell
Printed in Germany
ISBN: 978-3-466-34549-6

Weitere Informationen zu diesem Buch und unserem gesamten
lieferbaren Programm finden Sie unter
www.koesel.de

Inhalt

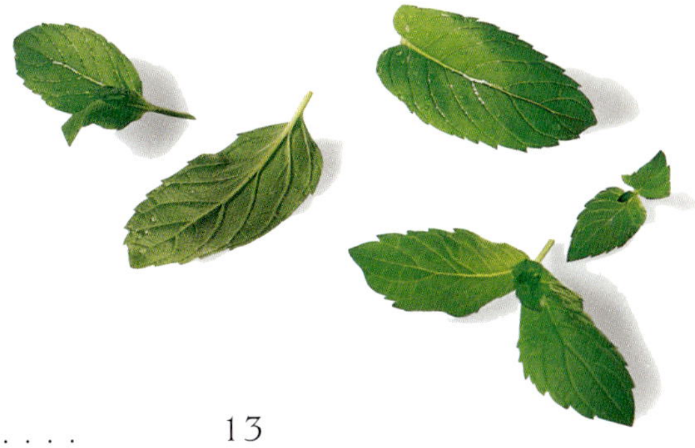

Du bist,

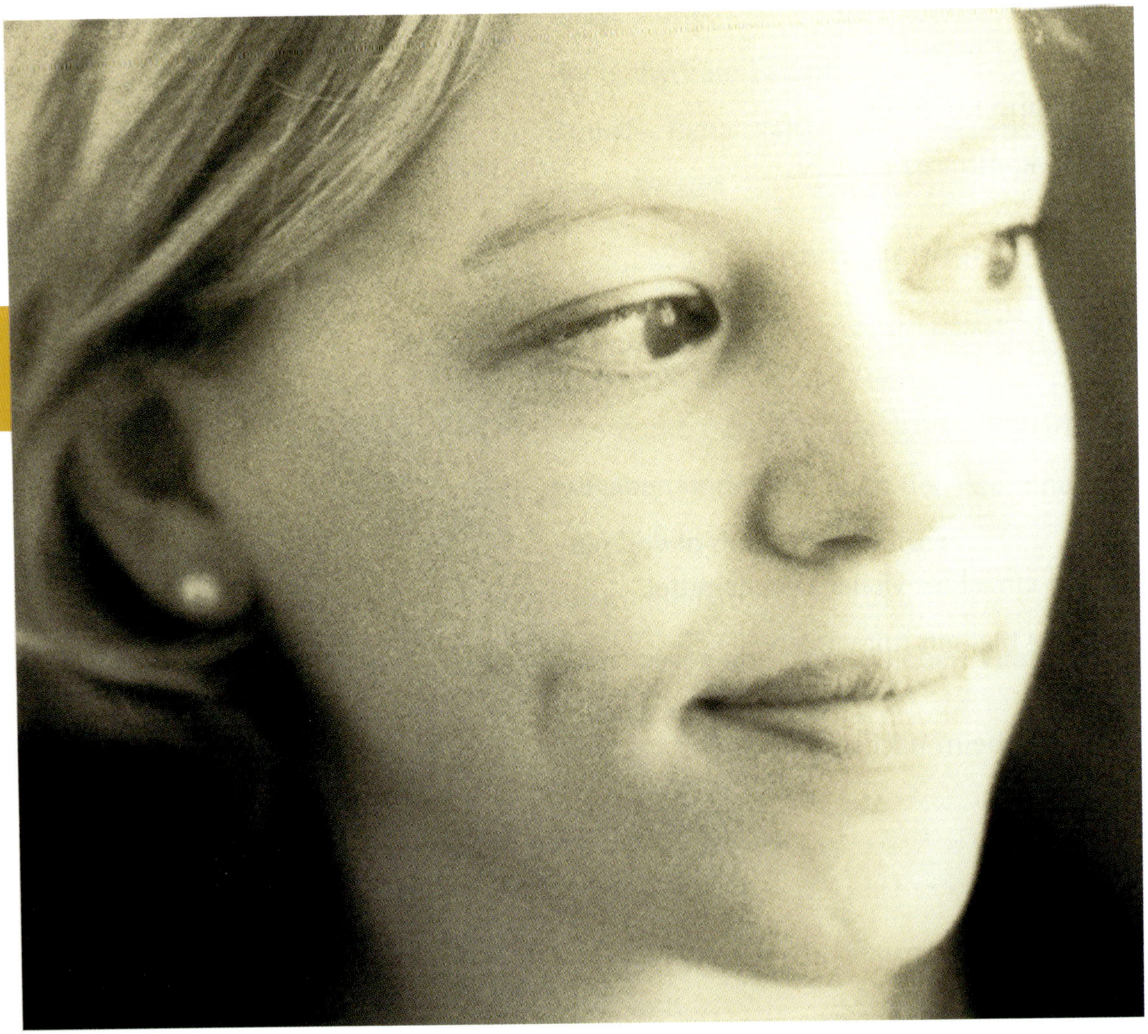

was du isst

Alles, was wir essen, hat eine bleibende Wirkung. Nichts wird vom Körper »vergessen« oder ignoriert. Alles, was in den Körper hineinkommt, hinterlässt seine Spuren.

In unserem Organismus arbeiten 70 Billionen Zellen, die darauf angewiesen sind, mit den Nähr- und Vitalstoffen aus unserer Nahrung versorgt zu werden. Daraus ergibt sich eine ganz einfache Gleichung: 1. Bekommen unsere Zellen hochwertige und energiereiche Nahrung, können sie ihre Aufgaben gut erfüllen, und wir fühlen uns fit, aktiv und leistungsstark. 2. Bekommen die hungrigen Zellen nicht, was sie brauchen, »verdorren« sie wie Blumen ohne Wasser, und wir fühlen uns müde, schlapp, unsere Leistungskapazität geht dem Minus entgegen. Nehmen wir sowohl mengenmäßig als auch kombinationstechnisch zu wenig Nährstoffe zu uns, geraten die darauf angewiesenen Zellen und Organe in einen gefährlichen Mangel. Beschwerden unterschiedlichster Art können sich einstellen und/oder wir entwickeln Übergewicht.

Doch die gute Nachricht lautet: Wir brauchen gar nicht so viel an Nährstoffen, aber wir brauchen das Richtige, und das brauchen wir regelmäßig, täglich!

Die Natur hat ihre eigenen Gesetze und Zusammenhänge, die völlig wertfrei und ohne Ansehen der Person existieren. Sie sind vorgegeben, und wir sind nur »Ausführungsverpflichtete« – nicht mehr und nicht weniger, wenngleich es durch unseren Lebensstil bedingte Unterschiede gibt: Führen wir ein relativ ruhiges, harmonisches Leben, verbrauchen wir sicherlich weniger an Nährstoffen, als wenn wir im hektischen Getriebe einer Großstadt leben und den größten Teil des Tages in künstlichem Licht und vor dem Computer verbringen. Anstrengende Tätigkeiten und hohe geistige Konzentration fordern eine hohe Verbrauchsmenge. Wenn dann das »Auffüllen« und das Verbrauchen nicht im gesunden Verhältnis stehen, geraten wir ganz schnell ins Minus. Anders ausgedrückt: Verbrauchen wir mehr, als wir einzahlen, fallen Überziehungszinsen an – wie bei einem Bankkonto. Sie zu begleichen, wird, je länger der Zustand dauert, immer schwieriger.

Wer diese einfachen Zusammenhänge von Ernährung und Gesundheit für sich als schlichte und gegebene Tatsache akzeptiert und regelmäßig für entsprechenden Nachschub sorgt, wird es sehr viel leichter haben, denn mit voller Kraft lebt es sich besser, schöner und auch genussreicher.

Ich möchte mit diesem Buch dazu beitragen, dass Sie leicht und ohne Mühe Ihren Vitalstoffbedarf auf köstliche Art und Weise decken können. Denn was nützen alle guten Empfehlungen, wie beispielsweise fünfmal am Tag frisches Obst und Gemüse zu essen, wenn sie in der Praxis nicht einzuhalten sind? In den folgenden Kapiteln werden Sie Schritt für Schritt durch die verschiedenen Themenbereiche der Ernährung geführt. Sie erfahren etwas über die Zusammenhänge der einzelnen Komponenten der Ernährung und wie was zusammenspielt. Ich beziehe mich dabei sowohl auf die *biologischen Gegebenheiten des Körpers* als auch auf die *stoffliche Zusammensetzung der Nahrung*. Aus diesen zwei Faktoren besteht der Erfolg der gesunden »Fitmacher«, die ich Ihnen auf den folgenden Seiten vorstellen werde.

Ganz gleich, ob Frauen, Männer, jung oder älter: Diese Fitmacher kann jeder genießen, sie sind leicht verdaulich und können auch außer

Haus im beruflichen Alltag mühelos zu sich genommen werden. Außerdem: Sie brauchen keine Vorkenntnisse oder besondere Kochkünste. Vergessen Sie Diäten und umständliches Kalorienzählen: Betrachten Sie die »Muntermacher«, die Sie hier kennenlernen werden, einfach als eine ausgewogene, optimale Kombination für Ihre Vitalstoff-Versorgung, bei der sich mit der Zeit auf ganz natürliche Weise Ihr Wohlfühlgewicht einpendeln wird. Es ist eine wirklich praktische und einfache Sache, die Ihnen jederzeit die Sicherheit geben wird, rundum gut versorgt zu sein. Ich freue mich sehr, wenn ich Ihnen die köstlich schmeckenden Heilkräfte der Natur ein bisschen näherbringen darf und Sie damit Freude und Vitalität erleben werden.

Ich selbst hatte früher häufig das Gefühl, keine besonders robuste Gesundheit zu haben, litt immer wieder unter unterschiedlichsten Beschwerden – aber alle Behandlungen führten nicht zum gewünschten Erfolg. Irgendwann griff ich zur Selbsthilfe, habe nachgeforscht und bin fündig geworden. Heute weiß ich: Ich hatte meinen Körper nicht ausreichend mit den notwendigen Nährstoffen wie Vitamine, Mineralien, Eiweiße und den mehrfach ungesättigten Fettsäuren versorgt, ich hatte ihn unbewusst durch ein ganz normales, anstrengendes Leben regelrecht ausgebeutet.

Ich bin keine Ärztin und keine Biochemikerin, doch das Wissen, das mir geholfen hat, heute kontinuierlich gesund, fit und leistungsfähig zu sein, gebe ich in diesem Buch gern an Sie weiter. Denn warum sollten nicht auch Sie diese positive Erfahrung machen?

Alles, was ich Ihnen hier vorstelle, habe ich nach bestem Wissen und Gewissen geprüft. Dieses Werk konnte ich nur gemeinsam mit meiner Tochter Nadja verwirklichen. Wir haben es der Natur abgeschaut und von ihr gelernt, dass Gemeinsamkeiten stark machen.

Wir wünschen nun auch Ihnen viel Erfolg beim Entdecken der unglaublichen Potenziale einer vitalstoffreichen Ernährung, und dass Sie ihre verführerischen gesunden und frischen Elemente rundum genießen können. *Essen Sie sich schön!*

Ihre

Ruth Claudia Stahl

Der Mensch – ein Gesamtkunstwerk

Eine gesunde Ernährung ist für das körperliche Wachstum wichtig.

Körper, Geist und Seele machen die Ganzheit des Menschen aus und beeinflussen sich wechselseitig. Der Mensch als ein »Gesamtkunstwerk« ist in vielfacher Hinsicht ständig in Entwicklungen und Veränderungen begriffen. Körperliche, seelische und geistige Entwicklungen brauchen viel Zeit, Geduld und Aufmerksamkeit sowie Hinwendungsfähigkeit und Liebe. Alle Prozesse, die wir vom Kleinkind bis zum alten Menschen durchlaufen, bedürfen gezielter Unterstützung und Förderung, zunächst durch die Eltern, später durch andere Menschen und vor allem durch uns selbst.

Mit angemessener Unterstützung wachsen Talente und Fähigkeiten, bilden sich zu Können und Leistung aus. Ein Mensch, der die vielschichtigen Entwicklungs- und Bewusstseinsstufen mit der Unterstützung und Förderung seiner Mitmenschen durchlaufen hat, wird gewiss seine erworbene hohe Lebensqualität schätzen und ist nun seinerseits in der Lage, anderen Menschen zu helfen. Doch ohne Geduld und Hinwendungsfähigkeit verkümmern selbst große Talente, und auch Fähigkeiten bleiben ungenutzt, unerkannt und verkümmern schließlich ganz.

Das Gleiche gilt auch für das Wachstum und die Entwicklung des Körpers, der Organe und des Gehirns: Die körperliche Entwicklung, die Bildung der Organe, der Muskeln, Sehnen und Gewebe bedürfen ebenfalls einer sehr gezielten und immerwährenden Unterstützung durch die richtigen Nährstoffe.

Die wichtigste Unterstützung für das körperliche Wachstum geschieht durch eine gesunde, vitale und aufbauende Ernährung, die dem Körper die notwendigen und lebenswichtigen Substanzen zur Verfügung stellt, damit er all die vielfältigen Prozesse und Vernetzungen, die von ihm gefordert werden, leisten kann. Bekommt der Körper die für seine Entwicklung, sein Funktionieren und seine Leistung notwendigen natürlichen Nährstoffe, ist die Chance groß, dass er bis ins hohe Alter gesund und leistungsfähig ist und bleibt. Nur ein gesunder und leistungsfähiger Körper ist in der Lage, sich immer wieder zu erneuern und zu regenerieren sowie Lebendigkeit, Kraft und Energie auszustrahlen.

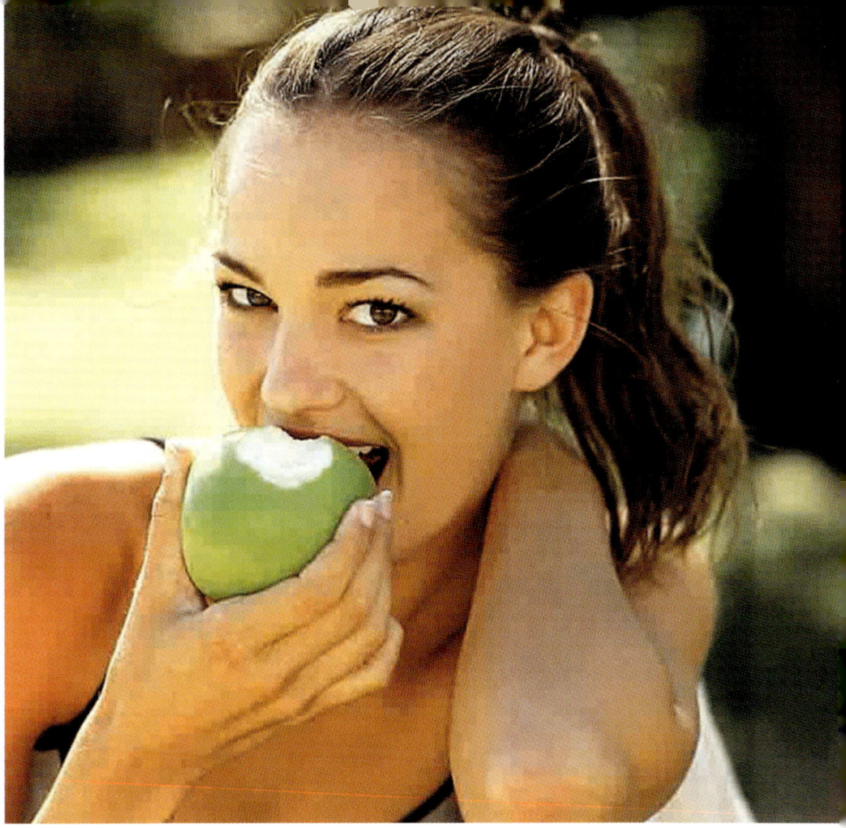

Was ist wichtig und richtig?

Es gibt heutzutage sehr viele Trends und Richtungen in der Ernährung sowie deren Einflüsse aus verschiedenen Kulturen. Es besteht eine geradezu verwirrende Vielfalt an verschiedenen Nahrungsmitteln, wie es sie nie zuvor gegeben hat. Das macht den täglichen Konsum nicht einfacher, denn wir haben in all der Vielfalt fortwährend zwischen guten wie auch schlechten Nahrungsmitteln auszuwählen. Durch die ständig produzierende Lebensmittelindustrie ist heute tatsächlich eine sehr große Anzahl unnützer und schädlicher Nahrungsmittel auf dem Markt. Bei einem Gang durch unsere Städte mit ihren vielen offenen Verkaufsauslagen duftet es verführerisch nach Frischgebackenem, nach Kaffee oder Gegrilltem. Die Supermärkte sind reihenweise mit Süßigkeiten, Limos und alkoholischen Getränken bestückt. Die Animation, ja die Aufforderung, etwas zu essen, ist allgegenwärtig. Wir haben die Wahl: der Verführung folgen und schnell eine Kleinigkeit im Vorbeigehen essen, etwas Fertiges zu Hause schnell mal in die Mikrowelle schieben – oder nicht. Nach welchen Kriterien entscheiden wir das? Nach dem momentanen Bauchgefühl wie Lust, Genuss, Hunger, Gier oder Frust?

So genau überlegen wir uns das wahrscheinlich nicht jedes Mal. Über das, was und wie wir essen, entscheidet ganz einfach die Macht der Gewohnheit. Unser Essverhalten ist weitgehend geprägt durch die Akzeptanz und die gemeinsamen Erlebnisse in unserem sozialen Umfeld. Wir essen und trinken meist das, was die anderen auch essen und trinken, denn Essen gehört mit zu den stärksten sozialen Erlebnissen. Folglich sind wir wahrscheinlich auch der Meinung, dass es gut ist, wie es ist. Auf eine verquere Weise stimmt dies: Denn wenn alle Pommes und Currywurst essen, ist das Blut von allen danach gleich hoch mit verklumptem Fett belastet, der genossene Alkohol muss genauso durchs Blut jeder einzelnen Leber gefiltert und von der Niere gereinigt werden. Da gibt es keine Ausnahme. Doch ab welchem Grad der Belastung ein Organismus schlappmacht, bleibt immer noch eine persönliche Disposition und damit ein persönliches Geheimnis.

Lernen Sie, gute von schlechten Nahrungsmitteln zu unterscheiden.

Trends kommen und gehen, Kochschulen und Diäten verändern sich laufend, denn auch sie gehören zum Lifestyle einer Zeit und sind somit dem Wandel dieser Zeit unterworfen. Was also ist beständig? Nach welchen Kriterien sollen wir uns ausrichten, uns orientieren im Dschungel der Ernährung? Was ist richtig und was ist falsch für uns? Diese Frage habe ich mir selbst oft gestellt und viele Empfehlungen, Richtungen und Ernährungslehren ausprobiert. Glücklich geworden bin ich jedoch mit keiner. Weder mit Trennkost, fett- und kalorienarmer Kost oder mit dem allseits bekannten »FDH«-Prinzip. Kein Wunder, denn einfach nur »weglassen« und die Hälfte essen, wie es so schön heißt, gleicht dem russischen Roulettespiel. Warum? Ganz einfach: Es gibt die schlechten und die guten Fette, die schlechten und die guten Kohlenhydrate. Das Herz zum Beispiel bezieht seine Energie fast ausschließlich aus den mehrfach ungesättigten Fettsäuren, während es von den gesättigten Fettsäuren belastet wird. Und das Gehirn bezieht seine Energie fast ausschließlich aus den komplexen Kohlenhydraten, während die raffinierten Kohlenhydrate es belasten. Lassen wir nun unglücklicherweise die falsche Hälfte weg, was dann? Ein Weg, der zwangsläufig in die Irre und in die Auszehrung führen muss.

Mir selbst ist dies bei meinen Allergien so ergangen: Über Jahre hinweg habe ich die Allergie auslösenden Nährstoffe, wie beispielsweise Weizen, Milcheiweiß etc. weggelassen, ohne sie jedoch mit den für mich gut verträglichen und gleichwertigen Nährstoffen zu ersetzen! Denn dass mein Körper davon seine Energie und Kraft bezieht, was ich ihm an Nährstoffen auch wirklich täglich zuführe, war mir in dieser Deutlichkeit nicht bewusst.

Geändert hat sich für mich alles, als ich mich nach jahrelangem Suchen meinem Körper, seinen Funktionen und seiner Gesetzmäßigkeit als verlässliche Basis, als die wichtigste Entscheidungshilfe für die Auswahl meiner Ernährung ernsthaft zugewandt habe. Ich versuchte, mich meinem Körper und seinen mir bis dahin nicht immer verständlichen Signalen über einen neuen Weg zu nähern und ihn nicht mehr nur als etwas selbstverständlich Funktionierendes zu betrachten. Ich schulte meine Wahrnehmung dahingehend, dass ich sensibler darauf achtete, was das, was ich esse, mit meinem Körper macht, und wie ich mich anschließend fühlte. Heute achte ich ganz selbstverständlich darauf: Baut es mich auf oder behindert es mich? Gibt es mir Energie oder macht es mich müde? Werde ich nach dem Essen träge oder fühle ich mich angenehm gestärkt und kraftvoll? Bin ich wirklich befriedigt? Habe ich einen angenehmen Nachgeschmack oder stößt mir das Gegessene unangenehm auf? Brauche ich nach dem Essen unbedingt einen Kaffee oder etwas Süßes, um wieder auf die Beine zu kommen, oder bin ich auch ohne Aufputschmittel fit? Alle diese Wahrnehmungen helfen sehr schnell, herauszufinden, was mit dem Körper los ist und was er braucht; und sie zeigen uns vor allem, was wir erwarten und wie wir mit uns selbst umgehen.

Unser Körper braucht täglich die richtigen Nährstoffe, um leistungsfähig zu sein.

Wenn auch Sie in Ihrem Leben nach einer Ernährung suchen, die Sie fit und lebendig hält, dann lade ich Sie ein, sie durch dieses Buch kennenzulernen. Seite für Seite werden Sie mit einer Ernährung vertraut werden, die sich ganz einfach danach ausrichtet, dass Ihr Körper alles bekommt, was er benötigt, um reibungslos zu funktionieren, und dass er weder in den Mangel, noch in den Überfluss und in die Krankheit gerät. Bei dieser Ernährung handelt es sich um eine unserem Körperbedarf gerechte Ernährungsform, die den sehr hohen vitalen Nährstoffbedarf des modernen Menschen erfüllt.

Ein Schreibtischmensch zum Beispiel verbraucht durch die hohe Beanspruchung der Augen und des Gehirns bei der Computerarbeit enorm viele Vitalstoffe, die über die Ernährung wieder zugeführt werden müssen, wenn er gesund bleiben will. Auch Manager, Freiberufler oder Mütter, die einen 15-Stunden-Tag absolvieren, ohne auf ihre Ernährung zu achten, laufen Gefahr, sich sehr schnell ins gesundheitliche Abseits zu manövrieren. Ebenso benötigt eine gesunde schwangere Frau für sich und das heranwachsende Kind eine leichte abwechslungsreiche Kost, die sie und das Kind optimal versorgt, mit der sie aber nicht zu viel an Gewicht zunimmt. Ernährung sollte sich also stets an den individuellen Gegebenheiten orientieren.

Doch trotz gravierender Lebensunterschiede gibt es für alle Menschen eine verbindliche Grundlage: Es ist der Körper mit seinen unumstößlichen Gesetzen. Das Körpergesetz gilt für alle Menschen gleichermaßen. Es will einfach nur seine Aufgaben erfüllen und braucht dazu bestimmte Nährstoffe. So geht es bei einer körperbedarfsgerechten Ernährungsweise vor allem darum, das komplexe Zusammenspiel von Körperbedarf, Ernährung und Gesundheit zu erkennen und diese Erkenntnis im Alltag anzuwenden. Wer also dieses Zusammenspiel ernst nimmt und sich danach richtet, ist auf dem besten Weg, ein neues Körpergefühl zu erlangen und in der Hinwendung zu sich selbst eine sehr selbstverständliche und natürliche Ernährung zu praktizieren – zum Wohle seiner Gesundheit, Vitalität und Schönheit.

Nichts fällt einfach vom Himmel

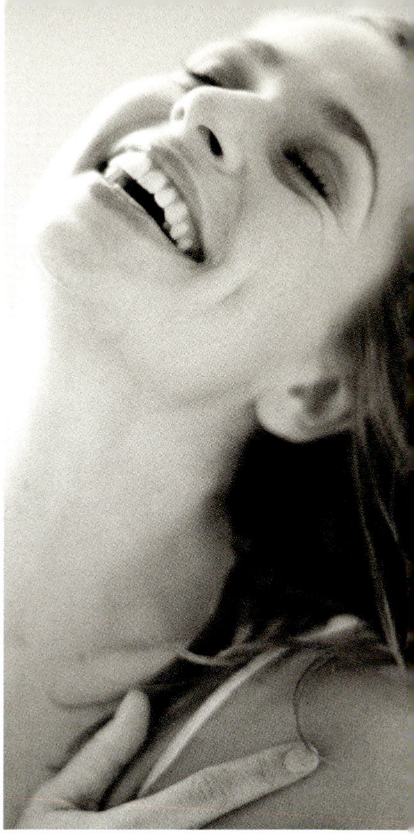

Gesundheit und Krankheit erwerben wir uns jeden Tag aufs Neue! Es ist hinlänglich bekannt und doch immer wieder überraschend, dass die sogenannten Zivilisationskrankheiten wie Herz-Kreislaufkrankheiten, Arteriosklerose, Übergewicht, Gicht, Diabetes sowie Krankheiten des Verdauungsapparates die direkte Folge der »modernen«, aber offensichtlich falschen Ernährung sind. »Wehret den Anfängen«, sagt ein Sprichwort. Denn bevor sich gravierende Krankheiten einstellen, bestehen schon lange zuvor körperliche Störungen und Unpässlichkeiten, Erschöpfungszustände und psychische Verstimmungen, die allesamt bereits Hilferufe des Körpers sind, aber meist nicht als solche gedeutet und wahrgenommen werden. Lernen Sie also Schritt für Schritt die Bedürfnisse Ihres Körpers kennen, und lernen Sie, welche natürlichen Nährstoffe in welchen Kombinationen Sie am besten unterstützen und Ihnen Kraft und Vitalität schenken. Weil all diese Nährstoffe für den Körper von zentraler Bedeutung sind, das heißt seine lebensnotwendigen Baustoffe darstellen, möchte ich sie im Folgenden gern auch als *Essentials* bezeichnen. Es sind 7 an der Zahl (siehe auch S. 28 f.)

Wer weiß, wie sein Körper funktioniert und was er dazu braucht, hat ein klares Ziel für die Auswahl seiner Nahrungsmittel und somit für seine Ernährung.

Erfahren Sie:

- was eine körperbedarfsgerechte Ernährung ist;
- was die 7 Essentials sind;
- wie sie wirken;
- was davon in welchen Lebensmitteln drin ist;
- wie viel Sie davon täglich benötigen;
- was Ihr Körper insgesamt braucht, um gut zu funktionieren, leistungsstark und gesund zu sein bzw. zu werden und zu bleiben.

Was passiert in der Pflanze?

Unsere Pflanzen speichern Sonnenenergie.

Die Pflanze kann Dinge tun, zu denen die modernste Chemiefabrik nicht in der Lage ist. In den grünen Blättern der Pflanze ereignet sich millionenfach ein biochemischer Prozess, der das Sonnenlicht in energiehaltige Materie umwandelt. Ohne diesen Vorgang, der Fotosynthese genannt wird, gäbe es keine Nahrung auf der Erde. Es gäbe ebenfalls keine Kohle, kein Erdöl und kein Erdgas. Auch sie sind durch den Umwandlungsprozess des Sonnenlichtes in kohlenstoffhaltige Materie vor Millionen von Jahren in den Pflanzen entstanden.

Bei der Fotosynthese in der Pflanze kommt es zu einer chemisch-physikalischen Reaktion von Licht, Luft, Wasser und Erde. Die Pflanze nimmt das Licht der Sonne, das Wasser aus der Erde und das Kohlendioxid aus der Luft auf und baut es zu Zucker und Stärke, also zu Kohlenhydraten um, aus denen der Mensch und das Tier nutzbare Energie gewinnen. Bei der Fotosynthese entstehen auch mithilfe des Chlorophylls, des grünen Pflanzenfarbstoffes, die sogenannten Biophotonen. Dabei handelt es sich um kleine Lichtteilchen, die von der Pflanze gespeichert werden. Anders ausgedrückt: Es ist eine Art gespeicherte Sonnenenergie, die wir in der natürlichen Nahrung mit aufnehmen.

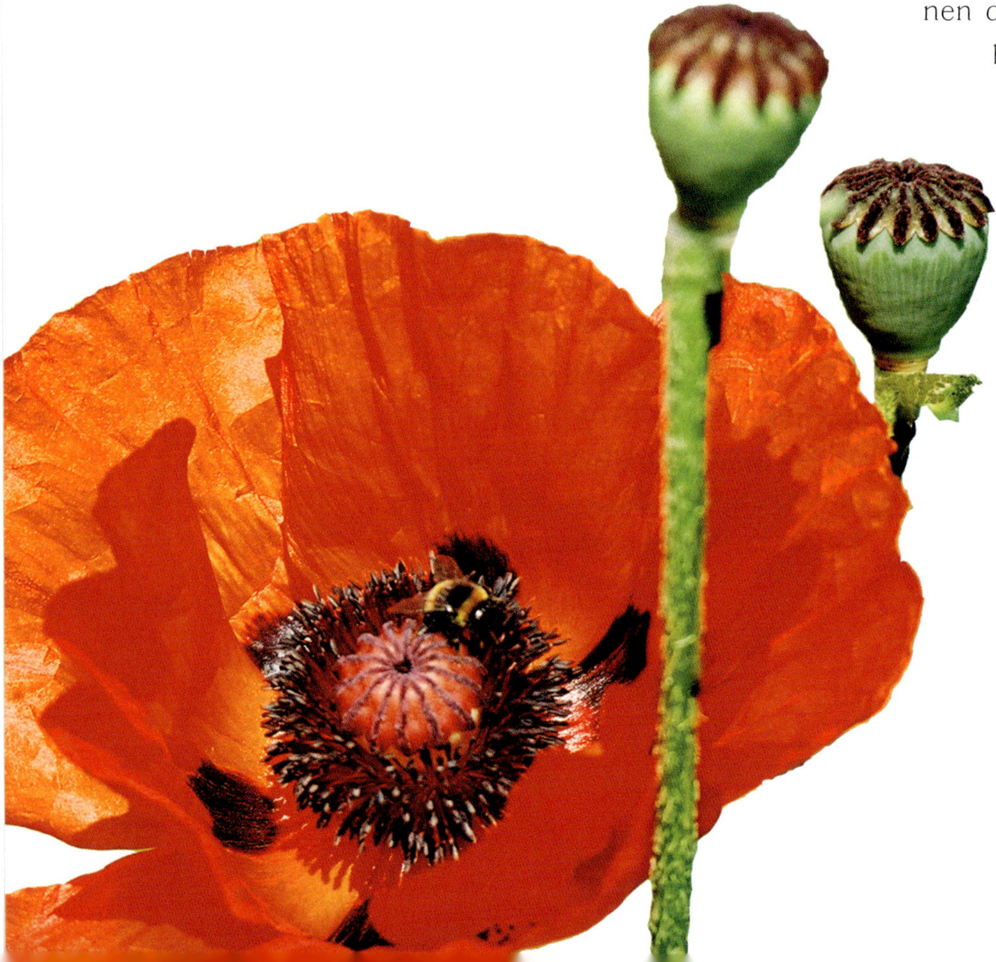

Diese Biophotonenenergie ist neben den bekannten Nährstoffen wie Vitamine, Mineralien, Kohlenhydrate und Fette, eine ganz wichtige Energiequelle in der Nahrung für Mensch und Tier.

»Es ist Licht in unseren Zellen. Jede lebende Substanz, jede organische Zelle von Pflanzen, Menschen, Tieren, strahlt ein äußerst schwaches, aber kohärentes, das heißt geordnetes, laserartiges Licht ab. Ein Licht, das sich wie Laserstrahlen hervorragend zur Signalübertragung eignet und vermutlich sämtliche Energiefelder des Organismus, der zellularen und interzellularen Kommunikation steuert. Erstmals in den 1920er-Jahren in der Sowjetunion entdeckt, konnte die Strahlung erst 1975 von einer Gruppe deutscher Biophysiker unter Leitung von Professor Fritz A. Popp zweifelsfrei nachgewiesen werden.«

(Auszüge aus einem Interview von Mathias Bröckers mit Prof. Dr. Fritz A. Popp, erschienen als Einführung in dessen Buch *Die Botschaft der Nahrung*, 1999).

Merke

- ✓ Eine besonders hohe Form der natürlichen Energie erhalten wir aus frischen, natürlich gewachsenen pflanzlichen Lebensmitteln, die wir in Form von Körnern, Samen, Nüssen, frischem Obst und Gemüse sowie frischen Salaten und Kräutern zu uns nehmen.
- ✓ Je frischer diese Lebensmittel sind und umso schadstofffreier sie produziert wurden, umso besser ist ihre Wirkung.
- ✓ Je länger gelagert und gekocht wird, umso mehr geht von ihrer Wirkung verloren.

Körpersubstanz

Um die Wirkungen aus der Nahrung für den Körper zu verstehen, ist es hilfreich, zuerst die Körpersubstanz zu betrachten, um sich ein klares Bild darüber zu machen, aus welchen Substanzen sich der Körper aufbaut. Schauen wir uns also zuerst den Aufbau der Zelle an, da sie die kleinste Einheit des Körpers ist. Alle Organe, Muskeln, Sehnen, Gewebe und Knochen werden aus den unterschiedlichen Zellen gebildet. In den Zellen finden die entscheidenden Prozesse für Wachstum, Energiegewinnung und Gesundheit statt. So ist die richtige Ernährung der Zellen ausschlaggebend für unsere Leistungsfähigkeit, Vitalität, Gesundheit und Schönheit.

Zellaufbau

Unsere Zellen bestehen aus vier Typen sehr großer Moleküle: aus Polysacchariden (komplexen Zuckern), Lipiden (Fetten), Nukleinsäuren (DNS/RNS, Träger der genetischen Informationen) und Proteinen (Eiweiße).

Die gesamte Körpersubstanz (Knochen, Organe, Muskeln, Gewebe, Haut) eines erwachsenen Menschen besteht durchschnittlich aus:

60 %	Wasser
15 – 20 %	Eiweiße
10 – 20 %	Fette
4 – 6 %	Mineralien
0,5 %	Kohlenhydrate

Bau- und Funktionsstoffe des Körpers

Aus der Zusammensetzung der hier in Prozent angegebenen Körpersubstanzen lässt sich nun unschwer im Umkehrschluss erkennen, welche essenziellen (lebenswichtigen) Nährstoffe der Körper zum Bauen seiner Substanz benötigt. Woher bekommt er diese Stoffe? Richtig, aus den Inhaltsstoffen der Lebensmittel.

Und diese sind: Wasser, Eiweiße, Fette, Mineralien, Spurenelemente, Kohlenhydrate und Vitamine. Man nennt sie aus diesem Grund auch die *Baustoffe* des Körpers. Da der Körper sie jedoch nicht nur zum Bauen verwendet, sondern sie auch noch für weitere wichtige Tätigkeiten und Funktionen einsetzt, sind sie außerdem auch *Funktionsstoffe* des Körpers. Halten wir also folglich ein paar elementare Voraussetzungen für eine gesunde Ernährung fest:

Gute Lebensmittel enthalten Bau- und Funktionsstoffe.

- Der Körper braucht Bau- und Funktionsstoffe.
- Alle wichtigen Körpersubstanz- und Funktionsstoffe wie Wasser, Eiweiße, Fette, Mineralien, Spurenelemente, Kohlenhydrate und Vitamine sind in den natürlich gewachsenen, nicht industriell verarbeiteten, nicht chemisch behandelten frischen Lebensmitteln in optimaler Verwertbarkeit enthalten.
- Alle Zusatzstoffe, wie zum Beispiel Farb-, Geschmacks- oder Konservierungsstoffe sowie Stabilisatoren, Alkohole und andere Zusatzstoffe gehören nicht zur Biochemie des Körpers und stören sein natürliches Gleichgewicht.
- Fehlt über einen längeren Zeitraum auch nur einer der wichtigen Körpersubstanz- und Funktionsstoffe, kann es zu gravierenden Störungen und gesundheitlichen Problemen kommen.
- Die Körpersubstanz- und Funktionsstoffe dürfen weder beliebig erhöht, verringert oder weggelassen werden.

Die 7

1. Reines **Wasser** ist durch nichts zu ersetzen. Es kann nicht beliebig erhöht, verringert oder weggelassen werden. Es ist ein Körpersubstanz- und Funktionsstoff.

2. **Eiweiße** sind durch nichts zu ersetzen. Sie können nicht beliebig erhöht, verringert oder gar weggelassen werden. Sie sind Körpersubstanz- und Funktionsstoffe.

3. **Fette/Öle** sind durch nichts zu ersetzen. Sie können nicht beliebig erhöht, weggelassen oder verringert werden. Sie sind Körpersubstanz- und Funktionsstoffe.

4. **Mineralien** sind durch nichts zu ersetzen. Sie können nicht beliebig erhöht, verringert oder weggelassen werden. Sie sind Körpersubstanz- und Funktionsstoffe.

Essentials

Spurenelemente sind durch nichts zu ersetzen. 5
Sie können nicht beliebig erhöht, verringert oder weggelassen werden. Sie sind Körpersubstanz- und Funktionsstoffe.

Kohlenhydrate sind durch nichts zu ersetzen. Sie 6
können nicht beliebig erhöht, verringert oder weggelassen werden. Sie sind Körpersubstanz- und Funktionsstoffe.

Vitamine sind durch nichts zu ersetzen. Sie können 7
nicht beliebig erhöht, verringert oder weggelassen werden. Sie sind reine Körperfunktionsstoffe.

Essential 1

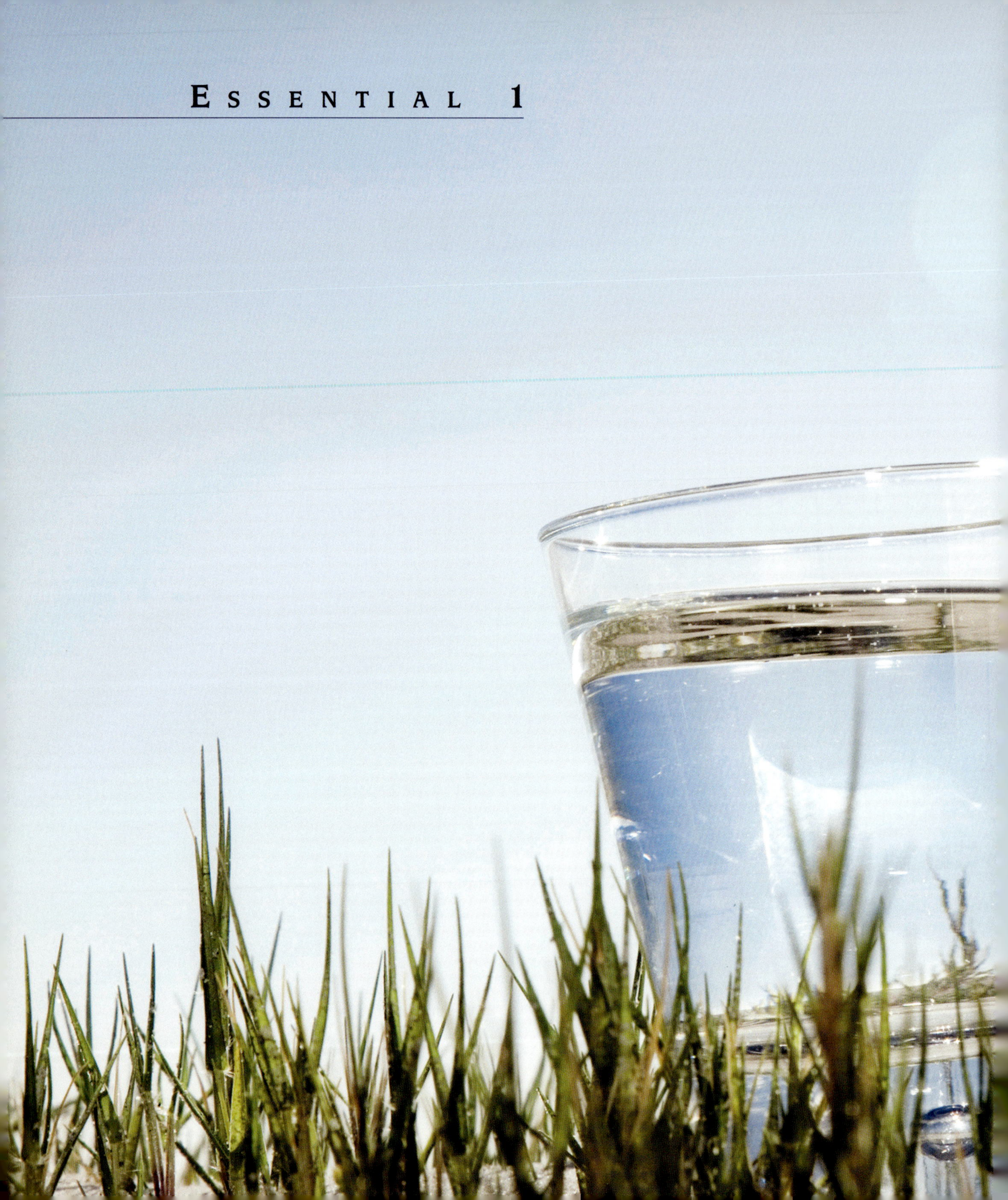

Wasser

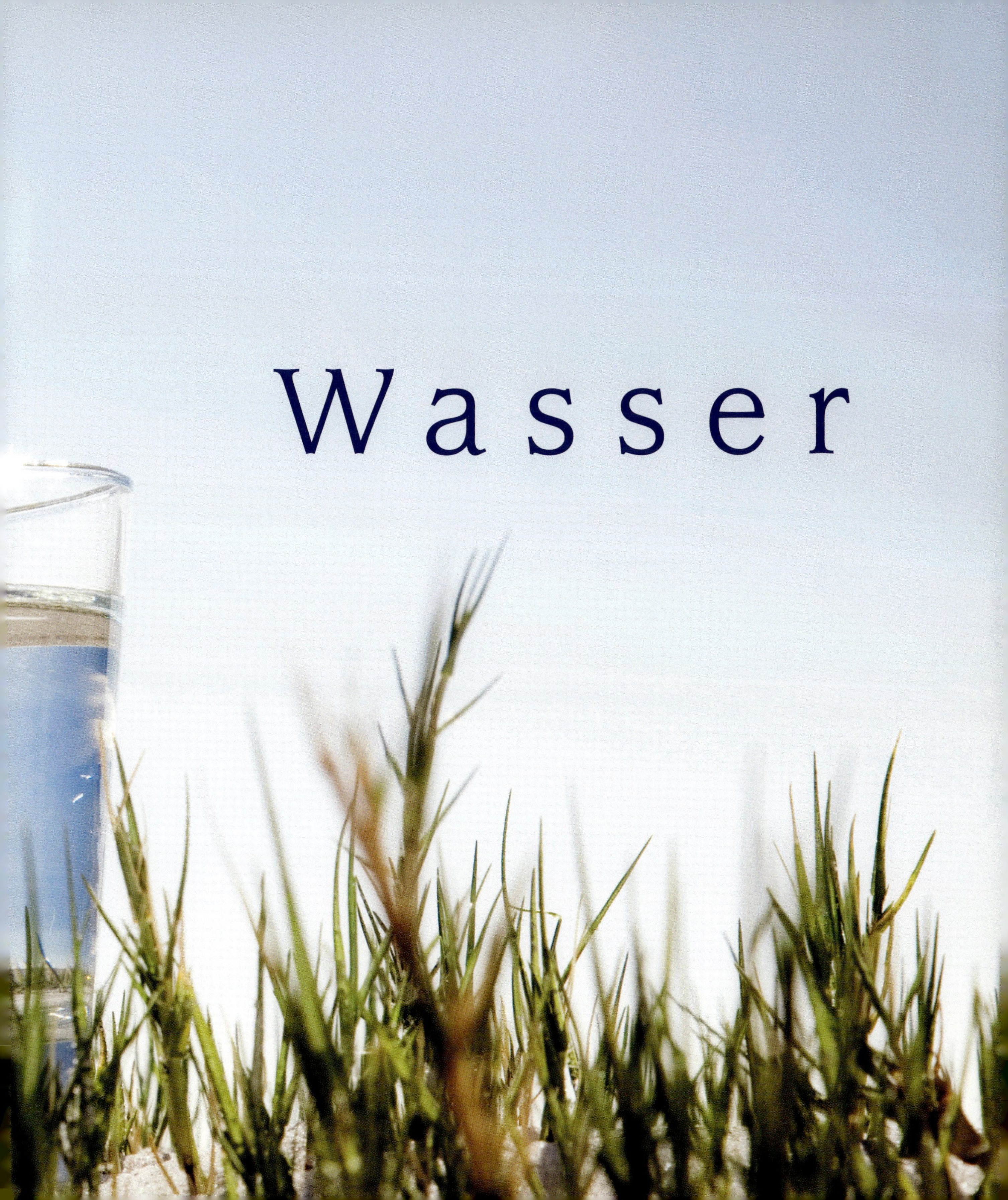

Wasser ist die Quelle des Lebens, das heißt, die Grundlage allen Lebens auf der Erde. Über 70 Prozent der Erde werden von Wasser bedeckt, weshalb sie auch »Blauer Planet« genannt wird. Den größten Anteil der Wassermengen bilden die Meere mit dem Salzwasser. Laut Angaben des Umweltbundesamtes beträgt der auf der Erde davon zur Verfügung stehende Anteil an Süßwasser nur 2,6 Prozent, wovon jedoch ein großer Teil als Polarkappen-Eis gebunden ist und ein weiterer Teil tief im Erdinneren ruht. Es bleibt also nur eine relativ kleine Menge verfügbaren Süßwassers übrig. Die Wasservorräte der Erde sind in ihrer Menge konstant. Es geht kein Wasser verloren, es kommt aber auch keines hinzu. Das Wasser ist unsere kostbarste Ressource, ohne die es kein Überleben von Mensch und Tier gäbe.

Wasser erfüllt vielfältige Aufgaben im Körper.

Die Funktionen des Wassers im Körper

1. Wasser ist ein Baustoff des Körpers.
2. Wasser ermöglicht die Grundregulation im Körper:

- als Trägersubstanz für das Blut und die Lymphe;
- als Grundsubstanz für den Stoffwechsel in den Organen;
- es versorgt den Körper mit Flüssigkeit;
- es transportiert Nährstoffe und Sauerstoff ins Blut, in die Zellen und ins Gewebe;
- es reinigt das Blut von gelösten Abbaustoffen;
- es verdünnt und spaltet die Salze;
- es hilft, über die Niere den Körper zu entgiften;
- es sorgt für den Wärmeausgleich des Körpers.

3. Wasser ist ein Informationsträger für alle Steuerungsprozesse.

Wasser bildet die Trägersubstanz für Blut und Lymphe.

Der Körper erhält die notwendige Wassermenge auf folgenden Wegen:

1. über das Trinken von reinem Wasser: 1 bis 1,5 Liter;
2. über das Essen: 0,3 Liter;
3. als Verstoffwechselungsprodukt von Fett, Kohlenhydraten und Eiweiß: 0,9 Liter.

Merke

✓ Der Stoffwechsel des Menschen funktioniert nur, wenn dem Körper ausreichend Wasser zur Verfügung gestellt wird. Unser Körper braucht etwa 2 bis 2,5 Liter Wasser täglich. Ohne Flüssigkeit stirbt der Mensch nach maximal 4 Tagen.

Bekommt der Körper nicht die notwendige Wassermenge, entstehen folgende Beschwerden:

- Dehydrierung (Austrocknung)
- Verdauungsbeschwerden
- Sodbrennen
- Rheumatische Schmerzen
- Anginöse Herzschmerzen
- Kopfschmerzen
- Schmerzen in den Beinen beim Laufen

Der Weg des Wassers durch den Körper

Das Wasser gelangt vom Magen in den Dünndarm und über die Darmzotten in den Blutkreislauf, wo es die Trägersubstanz für das Blut bildet. Pro Minute werden zirka 5 Liter Blut durch unsere Adern gepumpt. Ein kleiner Teil des Wassers verlässt das Blutgefäßsystem, um die Zellen mit den nötigen Nährstoffen und mit Sauerstoff zu versorgen. Nach seinem langen Weg durch den gesamten Körper wird das Wasser wieder ausgeschieden über:

1. Ausatmung

Mit jeder Ausatmung verlässt nicht nur Luft, sondern auch Wasser unseren Körper.

2. Schwitzen

Bei erhöhter körperlicher Aktivität, wie zum Beispiel beim Sport, oder durch bewusst herbeigeführtes Schwitzen wie in der Sauna erhöht sich die Körpertemperatur. Wasser wandert dann über die Schweißdrüsen auf die Hautoberfläche, wo es verdunstet, der Haut dadurch Wärme entzieht und so den Körper kühlt. Je heißer es ist und je mehr Wärme erzeugt wird, desto mehr Wasser verdunsten wir, um die Körpertemperatur auf 37 °C zu halten, also den Körper zu kühlen. Das heißt: Viel Wasser trinken! Frei nach Gotthold E. Lessing: »Zu viel kann man wohl trinken, doch nie trinkt man genug.«

Merke

✓ Diese wichtigen Funktionen kann am besten das reine, saubere Wasser, ohne jegliche Zusätze, ausführen. Auch kohlensäurehaltiges Mineral- oder Tafelwasser – Sprudel also – ist im Sinne der Gesundheit kein reines, die Körperfunktionen unterstützendes Wasser, da es starke Säure enthält, die eine Belastung für den Körper darstellt (siehe Säure-Basen-Haushalt).

3. Niere und Blase

Der größte Teil des Wassers jedoch gelangt, beladen mit Abfallstoffen, in die Niere und gibt dort die Abfallstoffe ab. Es hilft so bei der Entgiftung des Körpers. So durchläuft das Wasser reinigend und entgiftend immer wieder unseren Körper, bis es schließlich durch den Harnleiter in die Blase gelangt und ausgeschieden wird. Steht dem Körper zu wenig Wasser zur Verfügung, dickt er die Ausscheidung über den Urin ein, damit er nicht gleich die Folgen eines Wassermangels erleidet (siehe S. 33). Bei ausreichender Wasserversorgung des Körpers ist der Urin hellgelb bis farblos.

Wasserqualität

Unser Körper besteht etwa zu 70 Prozent aus Wasser.

Die Wasserqualität ist vom gesetzlichen Standpunkt aus gesehen eine reine Definitionsfrage und unterliegt vorgegebenen Kriterien. Andere, differenziertere Untersuchungen von Wasser und dessen Qualität führten die Wissenschaftler jedoch zu erstaunlichen Ergebnissen. Für großes Aufsehen hat beispielsweise der japanische Alternativ-Mediziner Dr. Masaru Emoto mit seinen spektakulären Wasserbildern gesorgt. Er ließ Wasser mit Worten »bereden«, mit Musik »beschallen« und mit Filmen »bespielen«. Das Wasser reagierte auf all diese Kommunikationsangebote sehr unterschiedlich. Bedankten sich die Wissenschaftler bei dem Wasser, entstanden klare, gut ausgeformte Eiskristalle, wie sich beim Einfrieren der Proben und anschließender Untersuchung unter dem Mikroskop herausstellte. Beschimpften sie das Wasser, entwickelten sich dunkle Löcher in der Mitte der Kristalle. Hat man aggressive Bildsequenzen auf Wasser projiziert, war das gleiche Phänomen der schwarzen Löcher in der Mitte der Kristalle zu beobachten. Auch andere wissenschaftliche Untersuchungen ergaben, dass zum Beispiel das Wasser aus der Erdbebenregion Kobe eine stark zerstörte Struktur aufwies, die sich erst nach Monaten regenerierte.

Wasser ist auch ein Medium, das Informationen aufnehmen und speichern kann.

Weitere Qualitätsphänomene sind unter anderem:

- Wasser, das durch ein natürliches, nicht begradigtes Flussbett läuft, weist eine weit höhere Wasserqualität auf, als Wasser, das in langen Röhren geführt wird.
- Wasser, das sich in seinem freien Lauf – von Stein zu Stein springend – mit Sauerstoff auflädt und sich in ständiger Bewegung selbst vitalisiert, ist ein besonders schmackhaftes, belebendes und erfrischendes Wasser.
- Wasser, das besonders viele basische Mineralien enthält, hilft wunderbar beim Entsäuern des Körpers.

Die Wasserqualität ist sehr unterschiedlich und von mehreren Faktoren beeinflussbar. Sie unterscheidet sich erheblich von Land zu Land und von Stadt zu Stadt. In Deutschland gibt es eine strikte Trinkwasserverordnung, die besagt, dass aus dem Wasserhahn entnommenes Wasser bedenkenlos für die Gesundheit sein muss und als Trinkwasser genossen werden kann.

Überblick über die gesetzlich geregelten Wasserbezeichnungen

Grundwasser

Grundwasser ist Wasser, das die unterirdischen Hohlräume der Erdrinde zusammenhängend ausfüllt und dessen Bewegung durch die Schwerkraft und Reibungskräfte bestimmt wird. Es umfasst Poren-, Karst- und Kluftgrundwasser.

Wasser ist unverzichtbar für Körper, Geist und Seele.

Mineralwasser

Hier ist die Quelle, aus der gepumpt wird, der entscheidende Faktor für Reinheit und Qualität des Wassers. Nur Wasser, das einen unterirdischen, vor Verunreinigungen geschützten Ursprung hat und Mineralien und Spurenelemente aufweisen kann, darf als natürliches Mineralwasser bezeichnet werden.

Tafelwasser

Tafelwasser ist kein natürliches Mineralwasser. Es kann aus einer oder mehreren Wasserarten sowie anderen Zutaten bestehen, außerdem dürfen Mineralsalze zugesetzt werden. Auch eine Mischung aus Mineralwasser, Meerwasser oder Sole kann enthalten sein.

Trinkwasser

Trinkwasser ist Süßwasser, das in natürlichem Zustand oder nach einer Aufbereitung geeignet ist, vom Menschen ohne Gefährdung seiner Gesundheit ein Leben lang getrunken zu werden. In Deutschland unterliegt das Leitungswasser, bis es das Haus erreicht, strengen gesetzlichen Auflagen und Kontrollen, was nicht in allen Ländern der Fall ist. Mehr als 80 Länder der Erde haben schon heute Schwierigkeiten, ihre Bevölkerung mit Trinkwasser zu versorgen.

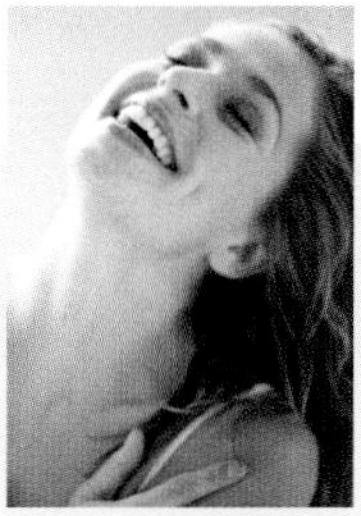

Trinken Sie sich *noch schöner*

Trinken Sie als Erstes am Morgen ein großes Glas zimmerwarmes, stilles reines Wasser. Über den Tag verteilt sollten es zirka 1,5 Liter stilles, reines Wasser sein. Trinken Sie das Wasser schluckweise und speicheln Sie es gut ein. Wasser vor, nicht während des Essens trinken, denn Wasser verdünnt die Magensäure, die dringend gebraucht wird, um den Speisebrei zu zersetzen!
Wenn Sie sich müde, unkonzentriert und abgeschlagen fühlen, kann es daran liegen, dass der Körper einfach »nur Durst« hat. Der Körper hat schon lange Durst, bevor wir es spüren. Warten Sie also nicht, bis Sie Durst verspüren! Trinken Sie immer wieder über den Tag verteilt reines Wasser. Es schadet nie und nutzt fast immer!
Schon die Römer kannten und schätzten die enormen Heilkräfte des Wassers und erfanden das SPA = Sanum per Aqua *(Gesundheit durch Wasser), das auch von uns heute mehr und mehr geschätzt wird.*

Essential 2

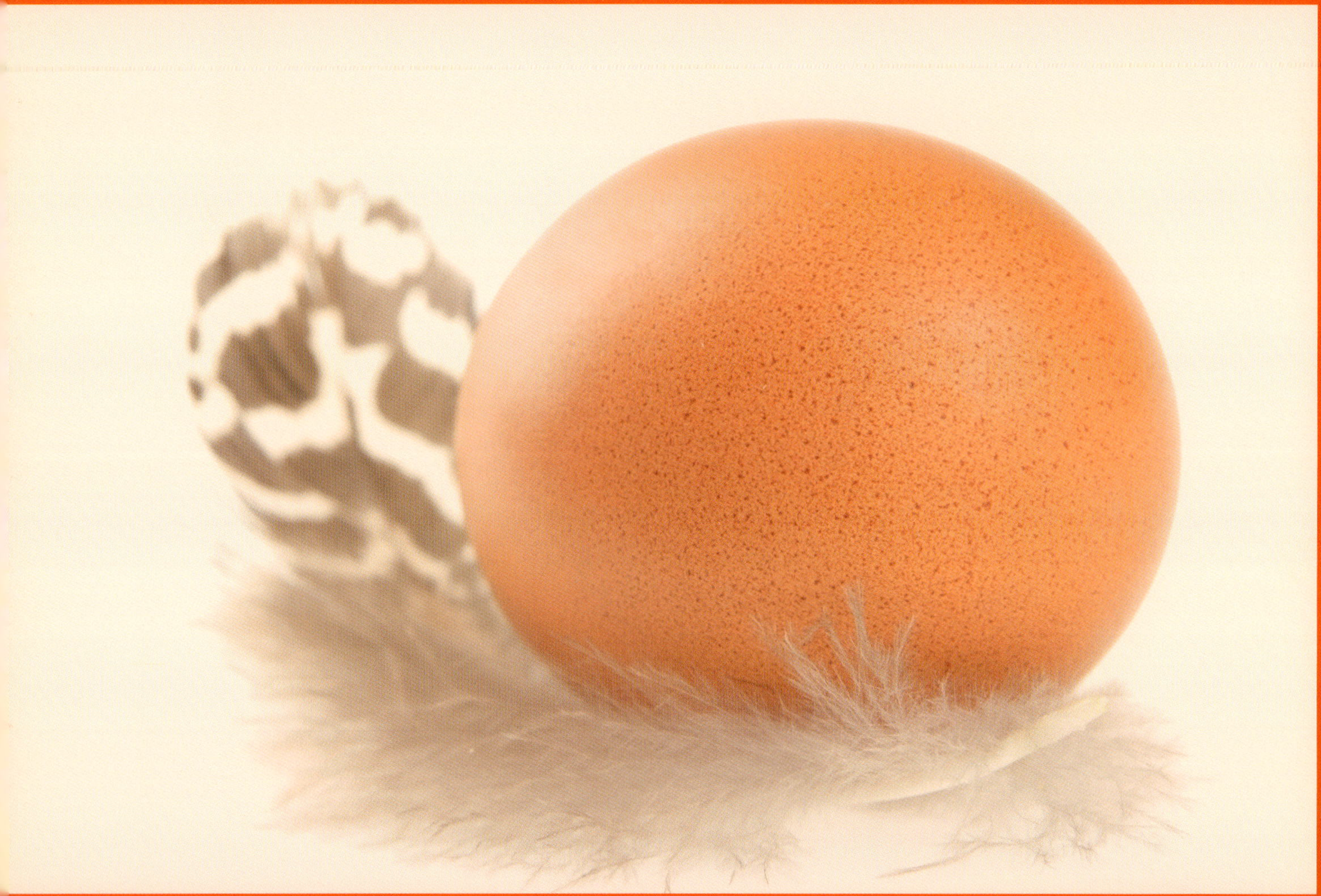

Proteine

Biologische Wertigkeit von Eiweißen in Lebensmitteln

Lebensmittel	Eiweiß-gehalt	Biol. Wertigkeit
100g	in %	in %
Hühnerei	12,9	100
Vollmilch	3,5	86
Speisequark	9,0	86
Rotbarschfilet	19,0	80
Rindfleisch (mittelfett)	21,0	6
Sojabohnen	35,1	72
Kartoffeln	2,0	67

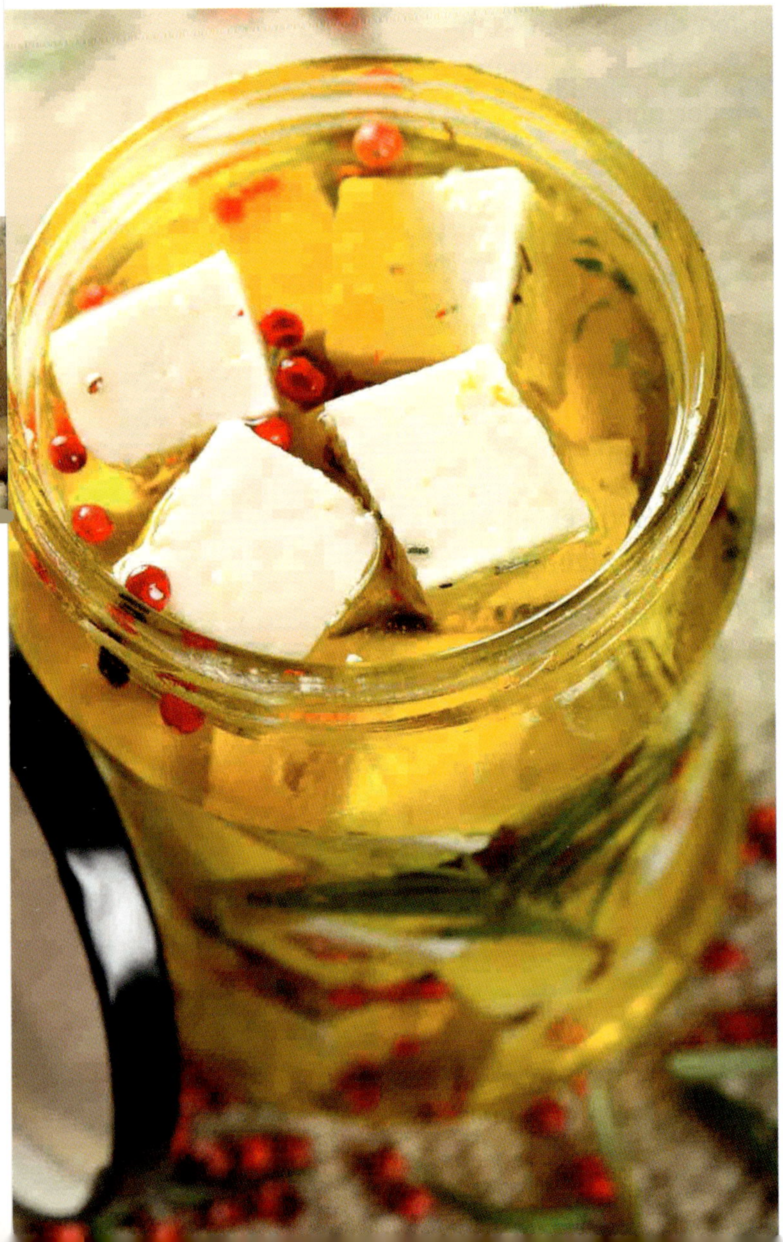

Die höchste biologische Wertigkeit erreicht man durch die Kombination von pflanzlichen und tierischen Eiweißen, wie beispielsweise durch:

- Milch + Eigelb + Gries
- Fisch + Kartoffeln + Sahnemeerrettich
- Haferflocken + Mandeln + Milch
- Kartoffeln + Quark

Eiweißbausteine / Aminosäuren

Die Eiweiße – sowohl in der Pflanze als auch im Körper von Mensch und Tier – setzen sich aus verschiedenen Eiweißbausteinen, den sogenannten *Aminosäuren,* zusammen. Die Eiweißbausteine, also die Aminosäuren, sehen wie kleine Perlen oder wie kleine Bauelemente aus einem Baukasten aus, die man zu einer langen Kette oder zu einem kugelförmigen Gebilde oder zu Sternen aneinanderkuppeln kann. Diese verschiedenen Gebilde entstehen in unserem Körper und dienen ihm als weiteres Baumaterial, um die Organe, Muskeln und Knochen aufzubauen. Man unterscheidet die Aminosäuren in:

- acht essenzielle, lebensnotwendige Aminosäuren, die über die Nahrung aufgenommen werden müssen, und
- nichtessenzielle Aminosäuren, die der Körper aus den acht essenziellen Aminosäuren in Eigenleistung selbst herstellen kann und aus ihnen alle weiteren Eiweiße aufbaut.

Merke

✓ Über die Nahrung müssen täglich alle acht essenziellen Aminosäuren aufgenommen werden.

Nahrungseiweiße und deren Verwertbarkeit im Organismus

Bei der Aufnahme von Eiweißen aus der Nahrung kommt es nicht nur auf die Menge, sondern vor allem auch auf die Art ihrer Zusammensetzung an. Die tierische Eiweißstruktur ist der menschlichen Eiweißstruktur sehr ähnlich. Praktischerweise enthält sie immer die benötigten acht essenziellen Aminosäuren. Der menschliche Organismus kann also aus dem tierischen Eiweiß die acht essenziellen Aminosäuren beziehen und damit in Eigenleistung alle seine benötigten Eiweiße selbst aufbauen.

Der Eiweißbedarf ist daher durch die tierischen Eiweiße leicht zu decken. Bei einer Eiweißversorgung, die Fisch, Fleisch, Ei, Milch und deren Produkte in die Mahlzeiten mit einbezieht, gilt es jedoch, darauf zu achten, dass bei diesen Lebensmitteln versteckte Fette und der hohe Cholesteringehalt bei der Menge des verzehrten Eiweißes mitberücksichtigt werden müssen, damit es nicht zu einer Überdosierung kommt (siehe Kapitel Fette & Öle, S. 50 ff.).

Bei den pflanzlichen Eiweißlieferanten sind es nur einige wenige Lebensmittel, die die acht essenziellen Aminosäuren vollständig enthalten, den meisten pflanzlichen Eiweißlieferanten fehlen eine bis mehrere Aminosäuren. Da der Körper jedoch zum weiteren Aufbau der körpereigenen Proteine die Vollständigkeit der acht essenziellen Aminosäuren benötigt, empfiehlt es sich – besonders für strenge Vegetarier –, diejenigen pflanzlichen Lebensmittel, in denen alle acht vollständig vorhanden sind, täglich in die Mahlzeiten zu integrieren. Ansonsten kann es zu einem Eiweißmangel kommen.

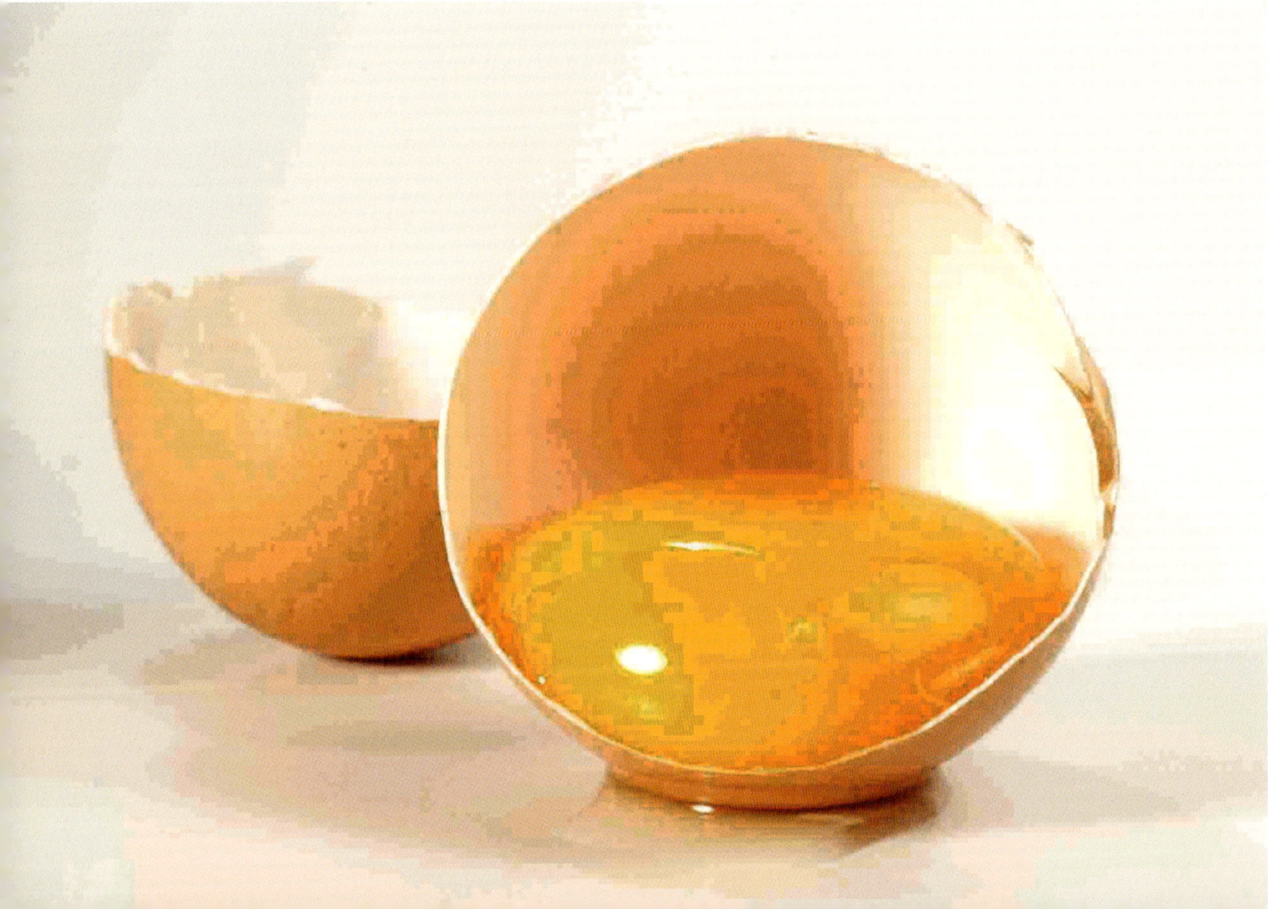

Pflanzliche Lebensmittel mit allen acht essenziellen Aminosäuren

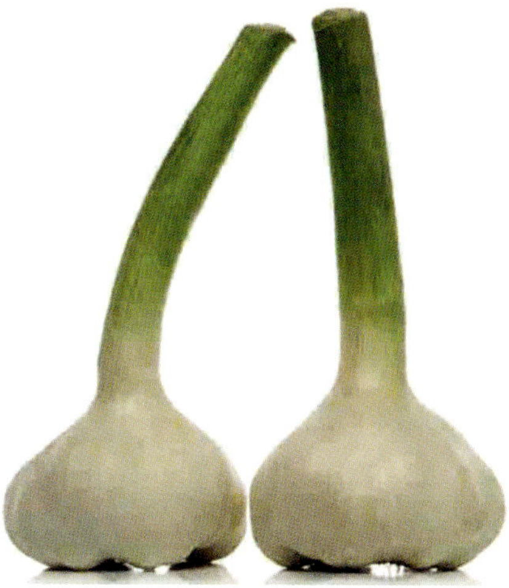

Algen, Knoblauch, Hirse, Dinkel, Quinoa, Haferflocken, Erbsen, dicke Bohnen, Lima- und Soja- Bohnen (auch Soja-Produkte wie Tofu und Miso), Steinpilze, Senfsamen, Kakaopulver, Mandeln, Walnüsse, Haselnüsse, Paranüsse, Kokosnüsse, Pistazien, Kürbiskerne, Pinienkerne, Sonnenblumenkerne, Leinsamen, Sesam, frische Holunderbeeren.

Auch hier wird die biologische Wertigkeit der pflanzlichen Lebensmittel erhöht, wenn sie miteinander kombiniert werden. Wie beispielsweise:

- Sonnenblumenkerne + Sesam + Walnuss
- Tofu + Steinpilze + Kürbiskerne
- Haferflocken + Mandeln + Kokosflocken
- Hirseflocken + Haferflocken + Pinienkerne
- Erbsen + Quinoa + Knoblauch etc.

Eiweißbedarf

Der Bedarf an Eiweiß ist bei Kindern aufgrund des Wachstums größer als bei Erwachsenen, die keine Körpersubstanz mehr aufbauen, sondern nur ihre bestehende Substanz erhalten und umbauen müssen. Die notwendige Eiweißmenge für Erwachsene beträgt pro Tag 0,8 g für jedes Kilogramm Körpergewicht. Das entspricht bei normalgewichtigen Personen durchschnittlich einer Menge von ungefähr 45 g Eiweiß für eine Frau und 58 g Eiweiß für einen Mann.

Merke

✓ Mit einer ausgewogenen Kombination aus pflanzlichen Lebensmitteln, die alle acht essenziellen Aminosäuren enthalten, kann auch bei einer rein vegetarischen Ernährung der Eiweißbedarf voll gedeckt werden.

Eiweißbedarf des Menschen in verschiedenen Altersstufen*

je Tag und kg Körpergewicht	
Kinder von 1 bis 3 Jahren	1,2 g
Kinder von 4 bis 6 Jahren	1,1 g
Kinder von 7 bis 9 Jahren	1,0 g
Kinder von 15 bis 18 Jahren	0,9 g
Erwachsene	0,8 g
Schwangere und stillende Mütter	0,8 g + 20 g

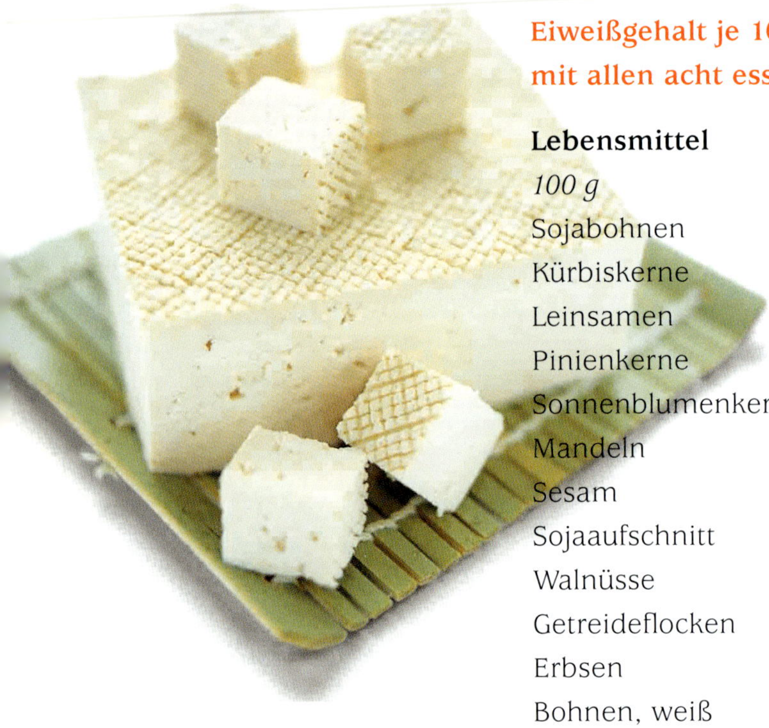

Eiweißgehalt je 100 g pflanzliche Lebensmittel, mit allen acht essenziellen Aminosäuren

Lebensmittel *100 g*	**Eiweißgehalt**
Sojabohnen	35,1 g
Kürbiskerne	24,4 g
Leinsamen	24,4 g
Pinienkerne	24,0 g
Sonnenblumenkerne	22,5 g
Mandeln	18,7 g
Sesam	17,7 g
Sojaaufschnitt	15,5 g
Walnüsse	14,4 g
Getreideflocken	12,5 g
Erbsen	12,0 g
Bohnen, weiß	9,1 g
Tofu	7,8 g
Algen, frisch	5,9 g

* DACH Referenzwerte für die Nährstoffzufuhr der *Deutschen Gesellschaft für Ernährung DGE, Österreichischen Gesellschaft für Ernährung ÖGE, Schweizer Gesellschaft für Ernährungsforschung SGE*

Eiweißgehalt je 100 g tierische Lebensmittel

Lebensmittel	Eiweißgehalt
100 g	
Bergkäse, vollfett	28,9 g
Rumpsteak	28,6 g
Hackfleisch, gemischt	26,7 g
Hähnchenbrust	23,5 g
Pute	22,4 g
Fischfilet, gedünstet	18,6 g
Schafskäse	17,0 g
Parmesan	13,3 g
Hühnerei	12,9 g
Jakobsmuscheln	11,1 g
Frischkäse, Doppelrahmstufe	11,0 g
Quark 40 % Fett i.Tr.	9,0 g
Milch 3,5 % Fett i.Tr.	3,3 g

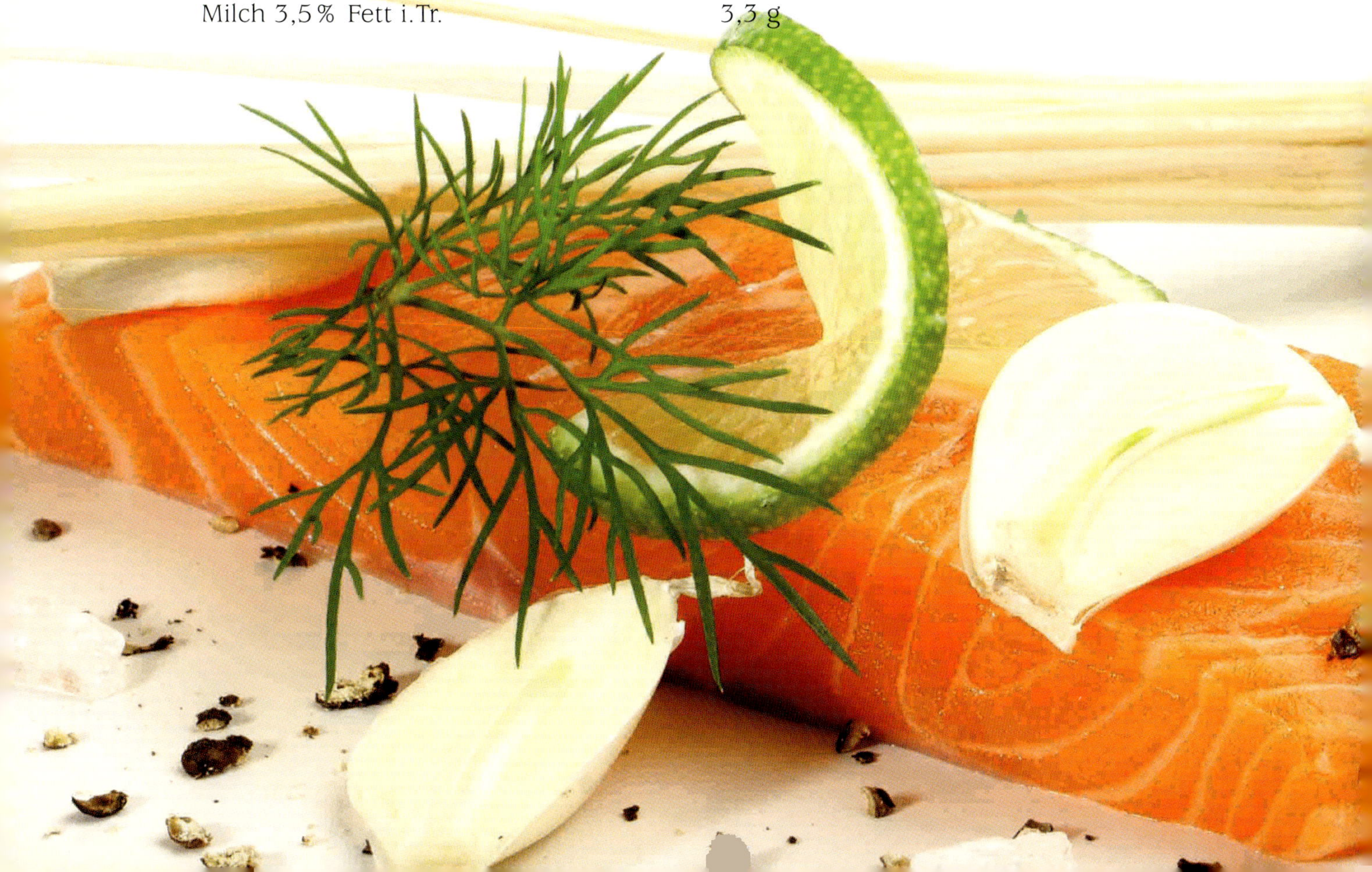

Beschwerden bei zu viel Eiweiß

Zu viel und zu wenig Eiweiß machen krank.

Eine erhöhte Eiweißzufuhr führt langfristig zu verschiedenen Erkrankungen. Wird mehr Eiweiß mit der Nahrung aufgenommen als benötigt, dient es nicht mehr als Bau- und Funktionsstoff, sondern nur noch als Energielieferant (1g Eiweiß liefert 4 kcal). Als Energielieferant hat Eiweiß gegenüber Kohlenhydraten und Fetten jedoch einen ganz entscheidenden Nachteil, denn Eiweiß enthält Stickstoff, der über die Niere im Harn ausgeschieden werden muss, was den Organismus unnötig belastet. Dies bedeutet:

- Belasteter Stoffwechsel von Leber und Niere
- Verklebtes Blutplasma
- Gestörter Sauerstoff-Austausch in den Zellen
- Überlastung der Bauchspeicheldrüse
- Verstärkte Säurebildung
- Erhöhte Harnsäurewerte
- Erhöhte Blutzuckerwerte (Diabetes)

Wichtig

✓ Verbranntes Eiweiß und Fett bei gegrillten und gebratenen Lebensmitteln (Fleisch, Fisch, Ei, Käse) bilden gefährliche Giftstoffe, die extrem gesundheitsschädlich, ja sogar krebserregend sind.

Beschwerden bei zu wenig Eiweiß

Fehlen über einen längeren Zeitraum einzelne Eiweißbausteine oder Eiweiß überhaupt, kann dies zu erheblichen Mangelerscheinungen führen, wie zum Beispiel:

- Wasseransammlung im Gewebe
- Abbau von Muskelmasse und Muskelschwäche
- Schwächung des Immunsystems
- Allgemeine körperliche Schwäche
- Lustlosigkeit und Antriebsschwäche

Zusammenfassend bleibt festzustellen, dass bei der optimalen Eiweißernährung immer mehrere Komponenten berücksichtigt werden wollen. Rein ernährungsphysiologisch bin ich auf die Für und Wider der pflanzlichen wie auch der tierischen Eiweißversorgung hinreichend eingegangen. Welche Auswahl Sie treffen, bleibt aber Ihre rein persönliche, ethische, ökologische oder auch religiöse Entscheidung.

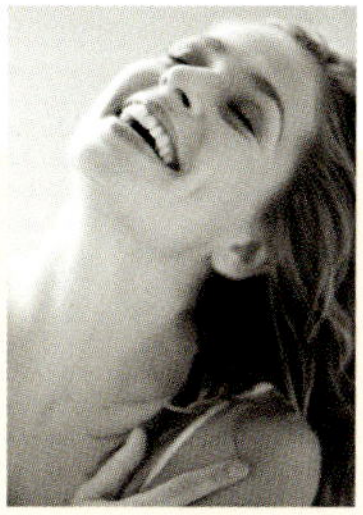

Essen Sie sich *noch schöner*

Zucchinipflanzerl à la 7 Essentials

Zutaten für 4 Personen:
800 g Zucchini (grob gerieben)
Salz, schwarzer Pfeffer
1 kleine Zwiebel, abgezogen und fein gehackt
1 Bund frische Kräuter, fein gehackt
60 g Pecorino oder Bergkäse, gerieben
4 EL Mandelmehl (wenn nicht zur Hand, feine Haferflocken)
2 EL Sonnenblumenkerne
3 Walnüsse
2 Eier
kaltgepresstes Kokosöl zum Braten

Die geriebenen Zucchini salzen und 10 Minuten ziehen lassen. Danach in ein Sieb geben und gut ausdrücken. Dann in eine Schüssel geben und mit den Eiern, den angeschmältztten Zwiebelwürfelchen, den leicht angerösteten und fein gehackten Walnüssen, den Sonnenblumenkernen, den Kräutern, dem Mandelmehl und dem Käse vermischen. Mit Salz und schwarzem Pfeffer abschmecken.
In einer Pfanne reichlich Kokosöl erhitzen. Mit einem Esslöffel kleinere Portionen des Zucchini-Teigs in die Pfanne geben. Mit dem Löffelrücken glattstreichen und von beiden Seiten 3 bis 4 Minuten goldbraun braten.
Auf einem Küchenkrepp abtropfen lassen, warmstellen. Nacheinander die komplette Masse verbrauchen und die knusprig-cremigen Köstlichkeiten braten. Dazu passt wunderbar ein knackiger Rohkostsalat aus geriebenen Möhren mit Apfel. Aber auch jeder grüne knackige Salat mit einer Vinaigrette schmeckt herrlich dazu.

ESSENTIAL 3

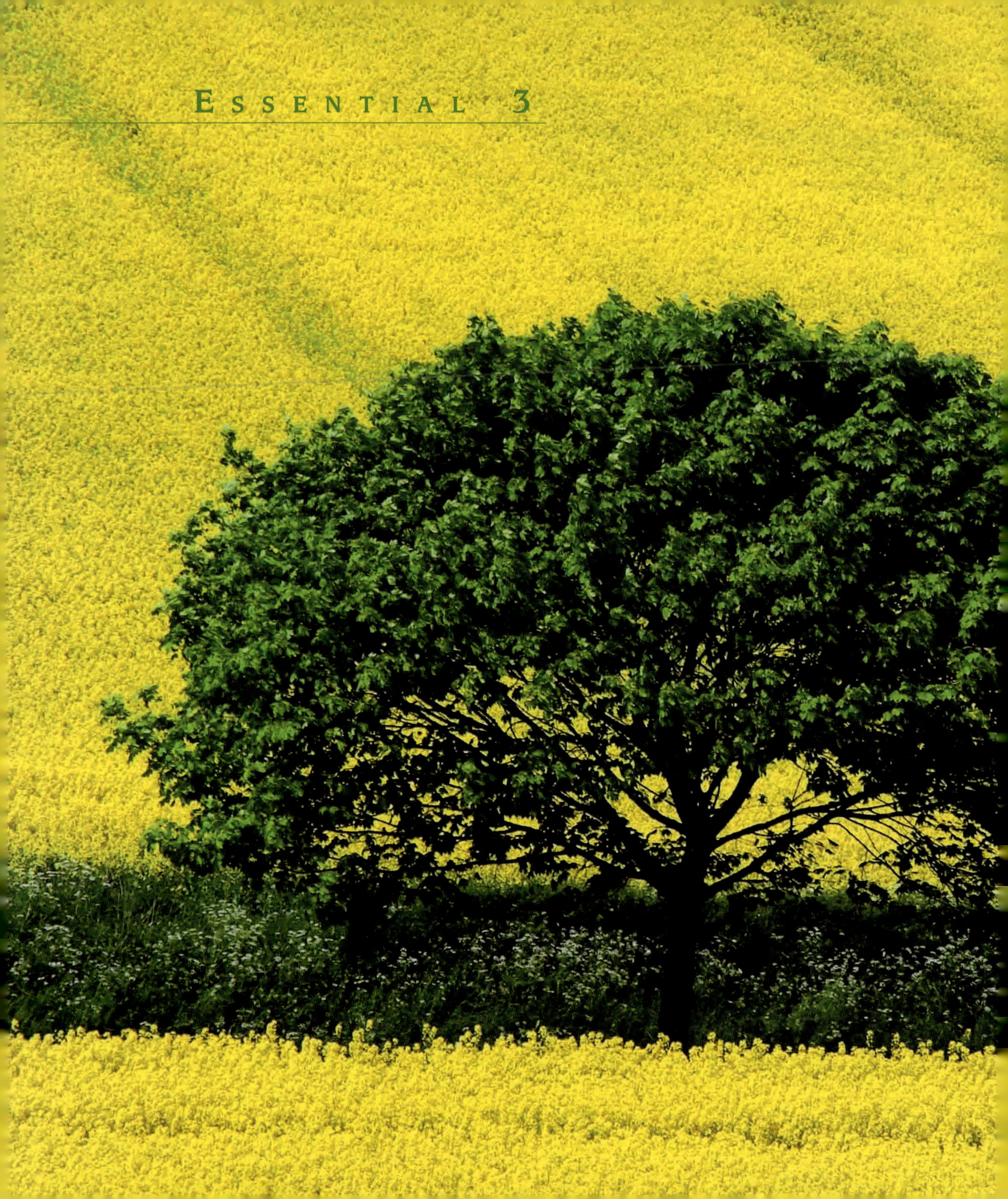

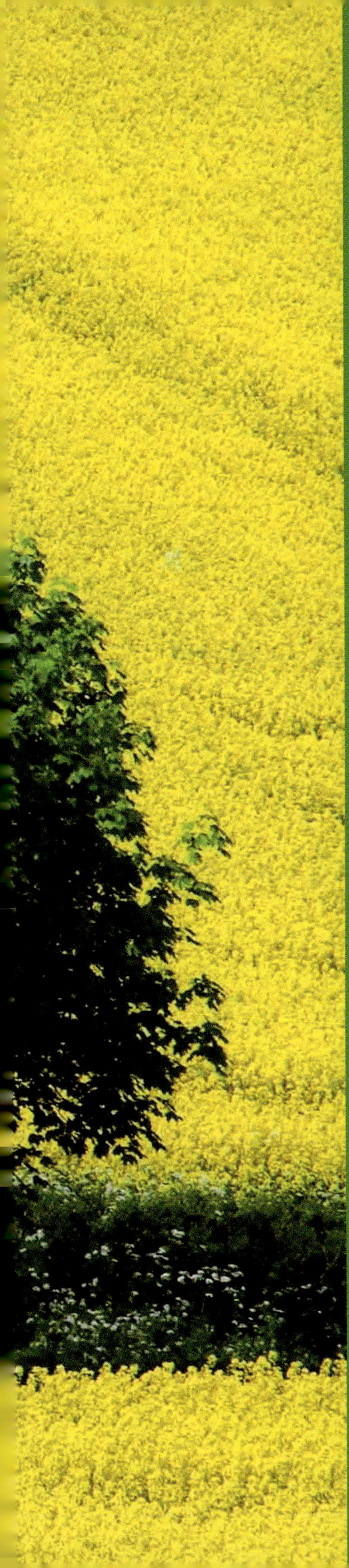

Fette & Öle

Gute Speiseöle müssen kalt gepresst sein, denn nur so bleiben die für die Gesundheit wertvollen Inhaltsstoffe erhalten.

Die Gewinnung von Fetten und Ölen ist ein Handwerk, das schon in der Frühzeit der Menschheit betrieben wurde. Die Gewinnung wird von alters her je nach Rohstoffquelle unterschiedlichen Berufsgruppen zugeordnet: die *Milchfette* den Sennern und Sennereien (heute Molkereien), *tierische Körperfette* den Metzgern, Schlachthöfen und Fettschmelzern, *Fisch- und Walöle* den (Hochsee)-Fischern und Walfängern, *Pflanzenöle* den Ölmüllern. Für unsere Zwecke wollen wir uns jedoch auf die Beschreibung der Herstellung von Speiseölen beschränken, da wir beim Kauf auf die Auswahl von Pflanzenölen sehr wohl Einfluss nehmen können. Bei tierischen Fetten hingegen ist uns dies weitgehend verwehrt, da sie in den gekauften Lebensmitteln wie Milchprodukten, Fleisch und Wurstwaren bereits enthalten sind. Für die Qualität der Pflanzenöle sind der Anbau der Pflanzen sowie die Herstellung des Öls entscheidend.

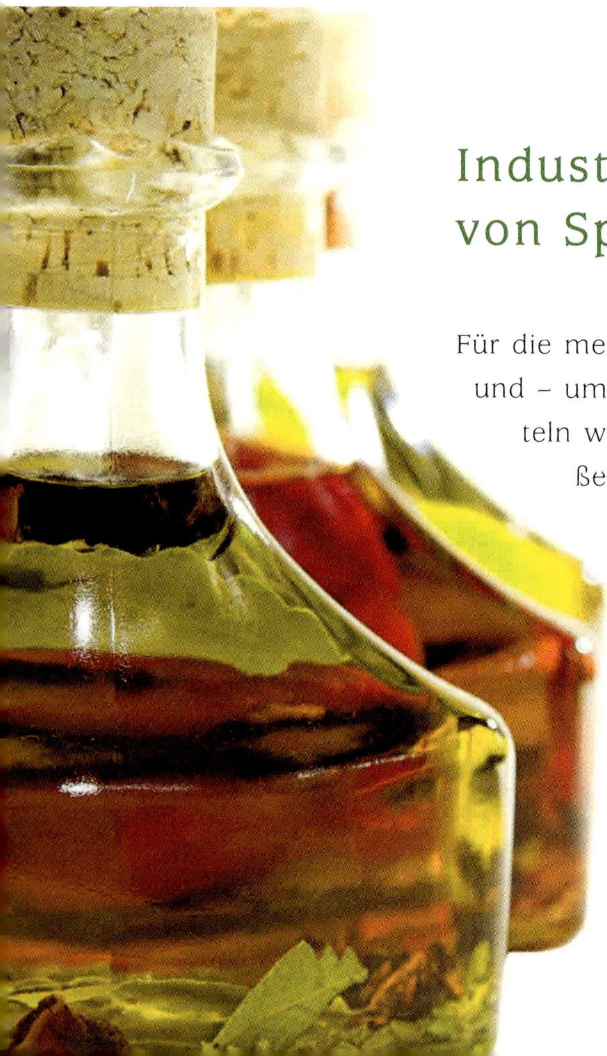

Industrielle Herstellung von Speiseölen

Für die meisten Speiseöle werden die Ölsaaten und Nüsse gemahlen und – um mengenmäßige Verluste zu vermeiden – mit Lösungsmitteln wie Hexan oder Leichtbenzin heiß ausgewaschen. Anschließend werden diese Lösungsmittel per Destillation wieder entzogen. Um die Begleitstoffe, also Säuren, Schleimstoffe, Bitterstoffe und dergleichen zu entfernen, wird das Öl anschließend mit Natronlauge, Phosphorsäure, Bleicherden und Aktivkohle raffiniert. Bei diesem Verfahren gehen Vitamine, Geschmacksstoffe und wertvolle Wirkstoffe verloren. Das so hergestellte Öl ist daher für eine gesunde Ernährung nicht brauchbar.

Herstellung hochwertiger Speiseöle

Die wirklich hochwertigen Öle werden aus ungerösteten Ölsaaten durch Kaltpressung »vergine« (jungfräulich) gewonnen. Hierbei darf nur eine Reibungstemperatur unter 40 °C entstehen, die für die wichtigen und gesunden Inhaltsstoffe unschädlich ist. Das so gewonnene Speiseöl wird durch Papier oder Baumwolle gefiltert und dann abgefüllt. So bleiben die gesunden Inhaltsstoffe wie Mineralien, Vitamine, Enzyme und vor allem die mehrfach ungesättigten Fettsäuren erhalten.

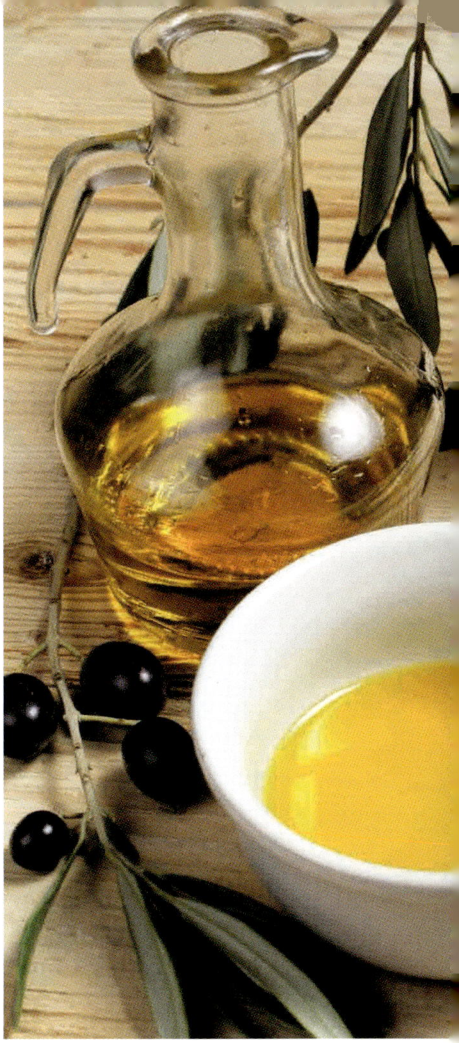

Lagerung

Alle Öle in dunklen Flaschen und kühl aufbewahren! Nussöle, Kürbiskernöl, Leinöl und Hanföl gehören zur Aufbewahrung in den Kühlschrank. Hochwertige Öle sind licht-, luft- und wärmeempfindlich und können bei Lagerung über 7 bis 9 Monate ranzig werden.

Fettzusammensetzung

Die wichtigsten Bausteine des Fettes sind die sogenannten Fettsäuren. Welche Fette oder Speiseöle gesund oder wofür sie geeignet sind, hängt wesentlich von der Zusammensetzung ihrer Fettsäuren ab. Die in der Nahrung vorkommenden Fettsäuren werden nach dem Grad der Sättigung eingeteilt in:

- gesättigte,
- einfach ungesättigte,
- mehrfach ungesättigte Fettsäuren.

Bezeichnungen der Fettsäuren und deren Vorkommen in Lebensmitteln

- Gesättigte Fettsäure: Stearinsäure
- Einfach ungesättigte Fettsäuren: Ölsäure
- Mehrfach ungesättigte Fettsäuren sind unterteilt in:

  1. Linolsäure (Omega-6-Fettsäure)
  2. Alpha-Linolensäure (Omega-3-Fettsäure)

Es gibt gute und schlechte Fette.

- Die gesättigte Stearinsäure ist überwiegend in Fleisch, Wurst, Käse, Sahne, Schmalz, Butter, Rindertalg, Margarine, Kokosfett, Bratfett, aber auch in fettreduzierten Milchprodukten enthalten.
- Die einfach ungesättigte Ölsäure kommt im Wesentlichen in Pflanzenölen vor.
- Die mehrfach ungesättigten Omega-6-Fettsäuren sind überwiegend in Kernen, Keimen, Samen, Nüssen, Avocados und Oliven sowie deren Ölen enthalten.
- Die mehrfach ungesättigten Omega-3-Fettsäuren finden sich im Lein-, Hanf-, Walnuss-, Raps-, Sesamöl sowie in einigen Tiefseefischen (Hering, Lachs, Makrele).

Bedeutung der gesättigten Fettsäure für die Gesundheit

Die gesättigte Fettsäure (Stearinsäure) ist schwer zu verdauen, sie macht dick und wirkt ungünstig auf den Cholesterinspiegel*. Denn sie erhöht das allgemein als »böses Cholesterin« bezeichnete LDL (*low density cholesterol*) und verstärkt somit das Herzinfarkt-Risiko. Außerdem verstopft sie die Arterien, fördert Arteriosklerose und die Kalkablagerungen in den Blutgefäßen. Hüten Sie sich also vor der gesättigten Fettsäure, so gut es geht!

* Cholesterin ist ein Fettbegleitstoff, der im Organismus spezifische Aufgaben zu erfüllen hat. Cholesterin ist unentbehrlich als Bestandteil der Zellmembran, u.a. für die Bildung von Hormonen, Gallensäuren und Vitamin D. Der menschliche Körper produziert die notwendige Menge an Cholesterin selbst, somit kann kein Mangel auftreten. Das mit der Ernährung aufgenommene Cholesterin sollte mengenmäßig beschränkt werden. Mehr als 300 mg pro Tag – das entspricht etwa der Cholesterinmenge eines großen Hühnereis – sollten es nicht sein.

Aufgepasst: Bei versteckten Fetten in Lebensmitteln wie Fleisch und Fleischprodukten, Wurst, Pasteten, gegrillter und gebratener Haut, Frittiertem, Gebackenem, Gebratenem, Überbackenem mit Käse, Eiern, Mayonnaise, Remoulade, Soßen, Cremes, Eis, Süßigkeiten aller Art, Kuchen etc.: Sie enthalten überwiegend die ungesunde gesättigte Fettsäure!

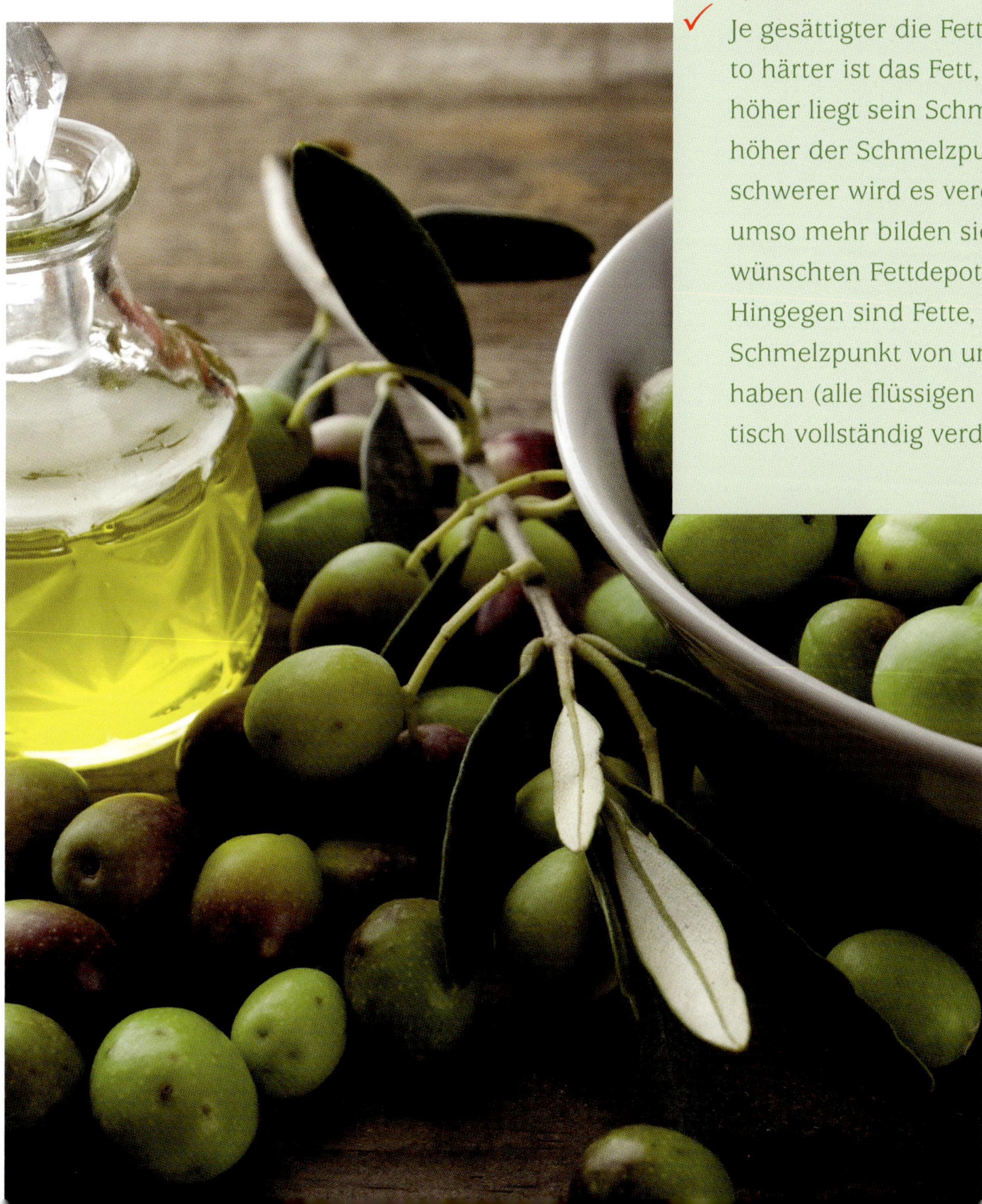

Merke

✓ Je gesättigter die Fettsäure, desto härter ist das Fett, und umso höher liegt sein Schmelzpunkt. Je höher der Schmelzpunkt, umso schwerer wird es verdaut und umso mehr bilden sich die unerwünschten Fettdepots im Körper. Hingegen sind Fette, die einen Schmelzpunkt von unter 37 °C haben (alle flüssigen Öle), praktisch vollständig verdaulich.

Fett- und Cholesteringehalt in einigen Lebensmitteln

Hier eine Liste, die den unterschiedlichen Gehalt von Cholesterin und mehrfach ungesättigten Fettsäuren im Fett der verschiedenen Lebensmittel verdeutlicht. (Zeichenerklärung siehe S. 6)

Menge	Lebensmittel	Cholesterin	Fett	Mehrfach ungesättigte Fettsäuren
100 g	Bohnensalat, mit Öl	0,0 mg	8,0 g	4,9 g
100 g	Avocado	0,0 mg	23,5 g	2,3 g
100 g	Oliven, schwarz	0,0 mg	35,8 g	3,4 g
100 g	Nüsse, Samen, frisch	0,0 mg	48,1 g	13,7 g
100 g	Erdnussbutter	0,0 mg	50,0 g	12,5 g
100 g	Fleischkäse	53,9 mg	26,3 g	3,0 g
100 g	Bratwurst	64,9 mg	33,0 g	3,9 g
100 g	Rindergulasch	33,0 mg	6,4 g	0,5 g
100 g	Hartkäse	43,0 mg	18,2 g	0,7 g
100 g	Frischkäse	11,0 mg	31,5 g	1,2 g
100 g	Ei, frisch	360,0 mg	11,2 g	1,5 g
100 g	Butter	240,9 mg	83,2 g	3,1 g
100 g	Fischfilet (Zander), frisch	56,0 mg	4,1 g	1,0 g
100 g	Leberwurst, fein	185,9 mg	32,3 g	3,0 g
100 g	Marmorkuchen	141,0 mg	21,7 g	1,2 g
100 g	Holländische Soße	454,0 mg	61,6 g	3,0 g

Bedeutung der ungesättigten Fettsäuren für die Gesundheit

Omega-6-Fettsäuren und Omega-3-Fettsäuren bilden wesentliche Bausteine aller Zellmembranen. Sie sind für das Wachstum und die Regeneration der Zellen essenziell, das heißt lebensnotwendig. Ferner sind sie die Ausgangssubstanzen für die Synthese von Gewebshormonen. Diese Gewebshormone sind an einer Vielzahl von Zellfunktionen im Organismus beteiligt, wie zum Beispiel der Entwicklung des Gehirns und des Nervensystems.

Mehrfach ungesättigte Fettsäuren sind sehr gesund. Unser Körper braucht sie täglich.

Die mehrfach ungesättigten Fettsäuren:

- senken den Blutdruck,
- halten die Arterien frei von Ablagerungen,
- helfen bei der Fettverbrennung,
- verbessern die Gehirnfunktionen,
- verbessern das Sehvermögen,
- verbessern die Funktionen von Zellen und Organen,
- verbessern die Nierenfunktionen,
- sind eine gute Krebsvorsorge,
- schützen vor Herzinfarkt und Schlaganfall,
- verbessern die Spermabildung und die Fruchtbarkeit.

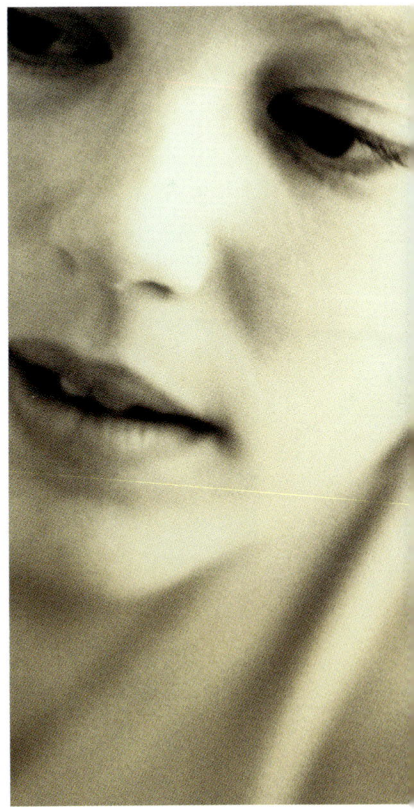

Positive Wirkungen von Omega-3-Fettsäuren

Omega-3-Fettsäuren haben vielfältige positive Wirkungen auf unseren gesamten Organismus:

- Die Membranflexibilität der roten Blutkörperchen wird erhöht und die Sauerstoffversorgung von Organen und Geweben verbessert;
- sie wirken LDL-Cholesterin-senkend;
- sie schützen die Gefäßwände;

Fettbedarf*

- Im Durchschnitt sollte ein Erwachsener nicht mehr als 78 g Fett pro Tag zu sich nehmen. Der empfohlene Bedarf an mehrfach ungesättigten Fettsäuren in der Gesamtmenge liegt bei 11 g pro Tag.
- Zirka 4 bis 5 EL an guten, kaltgepressten Pflanzenölen reichen aus, um den täglichen Bedarf an mehrfach ungesättigten Fettsäuren zu decken. Die Omega-3-Fettsäuren sollten hierbei einen Anteil von mindestens 3 bis 4 g ausmachen. Das sind etwa 1 bis 2 EL Leinöl oder 2 bis 3 EL Hanföl.
- Ein gutes Pflanzenöl schmeckt frisch und ist gut verdaulich. Es hat einen feinen, milden Duft und eine gute Fließgeschwindigkeit. Ein träges, schweres Öl ist mit Sicherheit ein altes Öl. Es ist dann schwer verdaulich und sollte nicht mehr verzehrt werden.

* DACH – Referenzwerte ür die Nährstoffzufuhr der *Deutschen Gesellschaft für Ernährung DGE, Österreichischen Gesellschaft für Ernährung ÖGE, Schweizer Gesellschaft für Ernährungsforschung SGE*

Verwendung von Fetten und Ölen in der Küche:

- Öle mit einem hohen Anteil an mehrfach ungesättigten Fettsäuren dürfen nicht erhitzt werden.
- Erhitzt und zum Braten geeignet sind Kokosöl, Erdnussöl und Palmöl. Andere Pflanzenöle immer nachträglich über die gekochten Speisen geben.

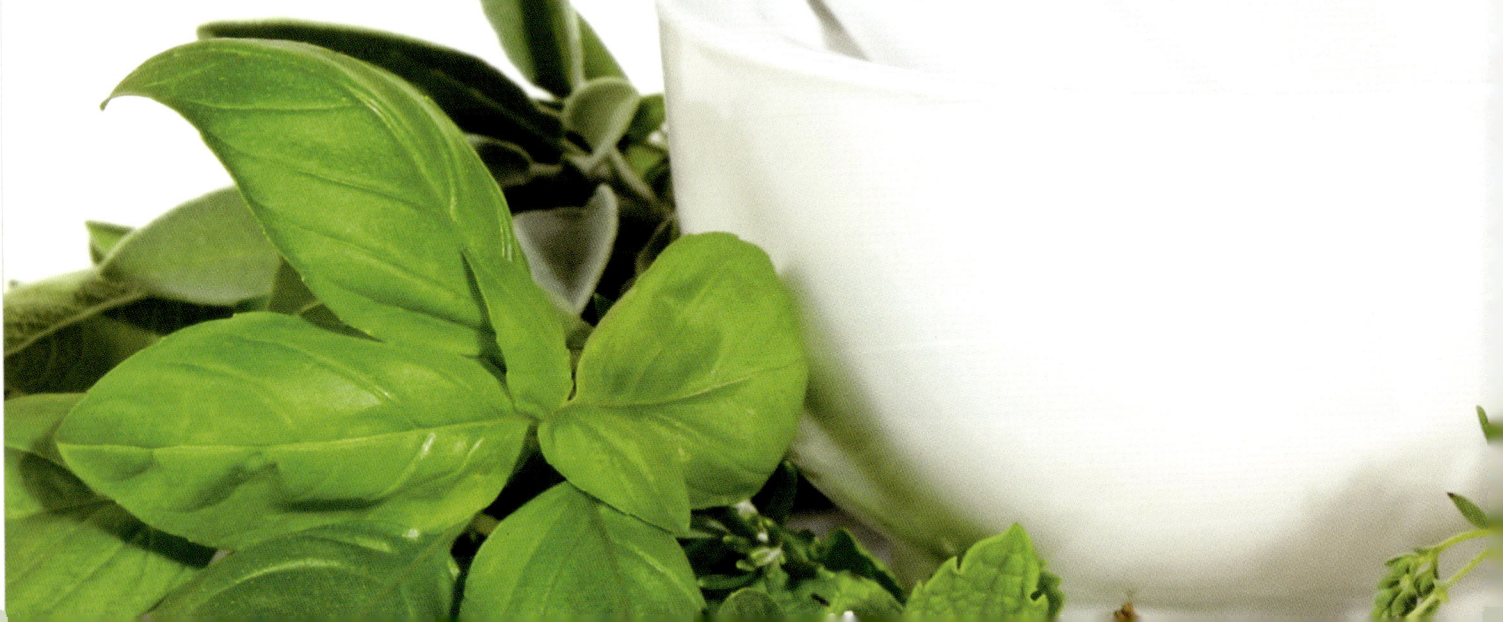

Transfettsäuren

Da Pflanzenöle nicht sehr lange haltbar sind und zudem flüssig, sind sie für die Lebensmittelindustrie schwer einsetzbar. Daher werden sie durch Erhitzen haltbar und fest gemacht. Hierbei entstehen durch einen chemischen Umwandlungsprozess aus den gesunden mehrfach ungesättigten Fettsäuren die gefährlichen Transfettsäuren.

Transfette finden sich mit großer Wahrscheinlichkeit in allen Produkten, welche industriell hergestellt wurden bzw. bei welchen pflanzliche Öle über längere Zeit erhitzt wurden.

Für Transfette gibt es leider noch keine Deklarationspflicht auf den Verpackungen, obwohl diese für den Körper reines Gift sind. Auf den Verpackungen finden Sie allenfalls Angaben wie »pflanzliche Öle/Fette gehärtet«. Der Körper erkennt die Transfette als solche nicht und baut sie somit in die Körperstrukturen und die Zellen mit ein. Die Folge: Mit den in die Körperstruktur eingebauten Transfetten sind Störungen für ganz wesentliche Funktionen des Körpers verbunden:

1. Transfette behindern die Aufnahme von Nährstoffen.
2. Sie verhindern die Ausscheidung von Abfallstoffen.

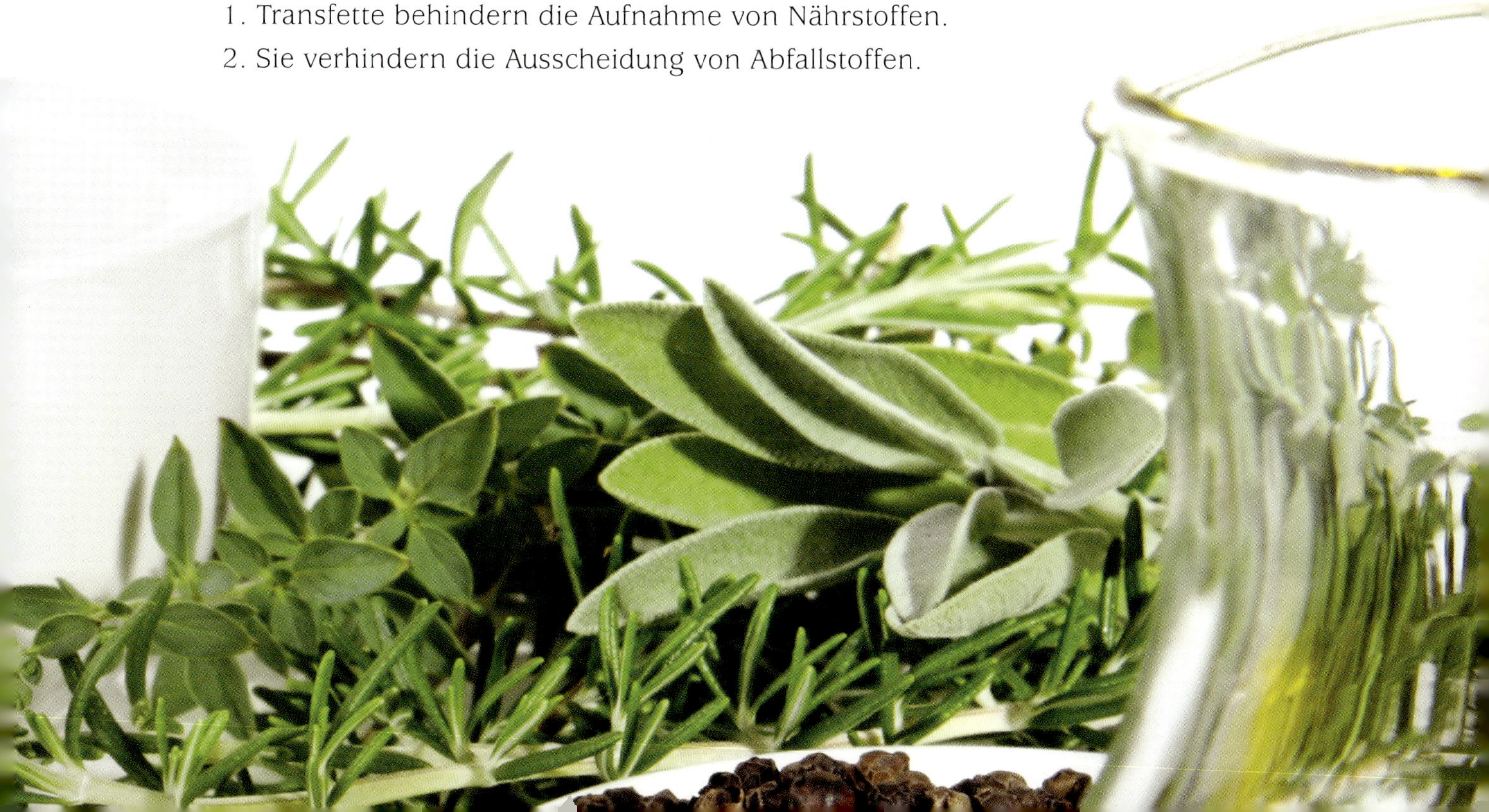

Durch Transfette können folgende Beschwerden entstehen:

- Erhöhte Blutcholesterinwerte
- Diabetes
- Fettleibigkeit
- Gestörtes Immunsystem
- Herz-Kreislauferkrankungen

Es gibt Fette, die heilen, und Fette, die krank machen.

Kleine Übersicht von durchschnittlichem Transfettgehalt in Produkten

Produkt	durchschnittlicher Transfettgehalt in %
Salatcroutons	42 %
Cracker	40 %
Pommes frites	38 %
Kuchen-mischungen	30 %
Croissants	11 %
Müsliriegel	9 %
Schokoriegel	5 %
Sonnen-blumenmargarine	5 %

Fett ist nicht gleich Fett

Der Motor für das Schlankwerden ist die erhöhte Aktivität der Zelle. Dort – und nur dort! – wird das überflüssige Fett verbrannt. Die erhöhte Aktivität der Zelle wird durch eine ausreichende Anwesenheit von Mineralien, Vitaminen, mehrfach ungesättigten Fettsäuren und Enzymen erreicht. Diese stehen der Zelle aber nur dann zur Verfügung, wenn sie in ausreichender Menge durch die Nahrung ständig angeliefert werden. Fällt dieser Nachschub aus, dreht sich das Stoffwechselklima der Zelle in Richtung sauer, und die kostbaren Vitalstoffe in der Zelle werden zur Schadensbegrenzung an anderer Stelle im Organismus aus der Zelle abgezogen. Somit stehen sie also nicht mehr zur Energieproduktion in der Zelle und damit auch nicht mehr für die Fettverbrennung zur Verfügung (siehe Kapitel Säure-Basen-Haushalt, S. 135 ff.).

Eine kleine Auswahl besonderer Öle

(Alphabetische Reihenfolge)

Hanföl

Die Hanfpflanze ist ursprünglich in Zentralasien beheimatet. Heute gehört sie zu den einheimischen Kulturpflanzen und wird hauptsächlich in Europa angebaut. Sie gilt seit Jahrhunderten mit ihren Blättern, Blüten und Samen als eine wirtschaftliche und medizinisch sehr bedeutende Pflanze. Die Einführung der Baumwolle hat sie vom Textilmarkt verdrängt, und der Gehalt an dem Rauschmittel Tetrahydrocannabinol (THC) führte dazu, dass nur noch Pflanzen angebaut werden dürfen, die einen THC-Gehalt von weniger als 0,3 Prozent aufweisen.

Hanföl stärkt das Immunsystem.

Inhaltsstoffe und Wirkungen

Hanföl besitzt von allen Pflanzenölen das idealste Verhältnis von Omega-6- zu Omega-3-Fettsäuren. Seine schöne grüne Farbe gibt Zeugnis davon, dass das Hanföl auch das wichtige Chlorophyll besitzt, welches für die Blutbildung so unerlässlich ist. Es stärkt das Immunsystem und trägt auf wunderbare Weise zur ausgewogenen Fettsäureernährung bei.

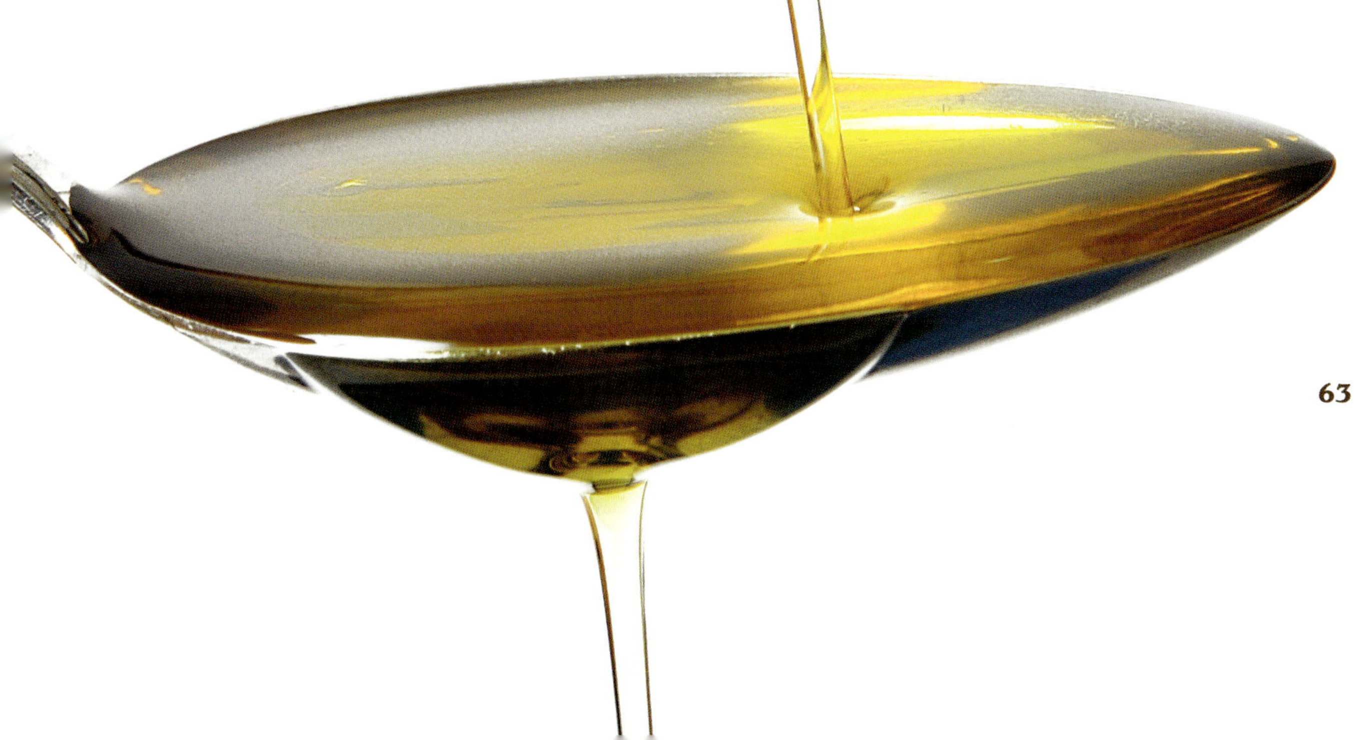

Anwendung

Je nach Mühle schmeckt das Hanföl sehr unterschiedlich. Hier ist auch die Frische entscheidend: Ein Hanf- oder Leinöl, welches nicht gekühlt steht, sollten Sie nicht kaufen. Hanföl findet in der Küche überall Anwendung – es schmeckt zum Salat genauso wie über Gemüse, Kartoffeln oder Getreide. Keine Angst, Sie werden nicht »high« von Hanföl. Sie können höchstens berauscht werden von seinem guten Geschmack und seinen wunderbar heilsamen Wirkungen. Ferner hat es sich für die Pflege der Haut als sehr wertvolles Körperöl etabliert.

Kürbiskernöl

Kürbiskernöl stärkt die Funktionen der Zellen und Organe.

Ursprünglich stammt der Kürbis aus Süd- und Zentralamerika. Heute werden Kürbisse fast weltweit angebaut. Die großen Samen der Kürbisse sind gewöhnlich weißgrün oder braun. Sie werden zur Ölgewinnung sowie für die Gewinnung medizinisch-pharmakologischer Produkte verwendet.

Inhaltsstoffe und Wirkungen

Das Samenöl enthält zu fast 60 Prozent mehrfach ungesättigte Fettsäuren, weiterhin die Spurenelemente Selen, Zink und Kalium sowie Carotinoide, Aminosäuren, die B-Vitamine und einen hohen Vitamin E-Gehalt.

Anwendung

Kürbiskernöl ist ein sehr schmackhaftes, dunkelgrünliches, fein»nussiges« Öl. Es eignet sich hervorragend für Rohkostsalate sowie zu kalten Fisch- und Fleischgerichten. Es darf nur kalt verwendet werden. Vorsicht! Wer es einmal probiert hat, wird es immer wieder verlangen, da es den Speisen eine wunderbare Note verleiht.

Leinöl

Lein – auch Flachs genannt – kommt in verschiedenen Zuchtformen in ganz Europa und Amerika vor. Faserlein (Flachs) besitzt hellblaue kleine Blüten und einen unverzweigten Stängel. Nach der Befruchtung entwickelt sich die Kapsel, welche die ölhaltigen Samen enthält. Die Leinpflanze ist seit Jahrtausenden als Heil- und Lebensmittel bekannt, außerdem auch eine der vielfältig genutzten Pflanzen: Die Pflanzenstängel liefern die Bastfasern, aus denen Leinen gewoben wird. Und das Leinöl war für die alten großen Meister der Malerei das Bindmittel für ihre Farben, da es die Pigmente dauerhaft und wetterbeständig auf einem Untergrund haften lässt.

Leinöl wirkt cholesterinsenkend und entzündungshemmend.

Inhaltsstoffe und Wirkungen

Leinöl ist eines der gesündesten Speiseöle überhaupt. Es zeichnet sich besonders durch seinen ungewöhnlich hohen Gehalt an mehrfach ungesättigten (Omega-3) Fettsäuren aus. Ähnlich wie im Fischöl sorgen diese Fettsäuren indirekt für die Bildung bestimmter Botenstoffe, welche die Fließgeschwindigkeit des Blutes verbessern. Dank diesem hohen Anteil an Alpha-Linolensäure wird das gesamte Blutfettsystem positiv beeinflusst. Das Herz-Kreislaufsystem wird gestärkt, die Gefäßwände werden geschützt, und die Versorgung der Zellen wird optimiert.

Anwendung

Leinöl darf nur kalt angewendet werden. Es muss im Kühlschrank gelagert und geöffnet auch zügig verbraucht werden (4 bis 6 Wochen), denn in Verbindung mit Sauerstoff oxidiert es schnell. Nur sehr frisches Leinöl hat auch einen frischen, leicht herben Geschmack. Je nach Art der Pressung kann es einen sehr starken Geschmack haben, was es in der Küche nur begrenzt einsetzbar macht. Mit Getreide oder im Quark, oder auch über Ziegenfrischkäse schmeckt es jedoch wunderbar. Mit 1 EL Leinöl am Tag haben Sie eine gute Omega-3-Fettsäurenversorgung. Bei starker Beanspruchung, zum Beispiel im Krankheitsfall, oder auch für eine Kur können Sie durchaus bis auf 4 EL erhöhen.

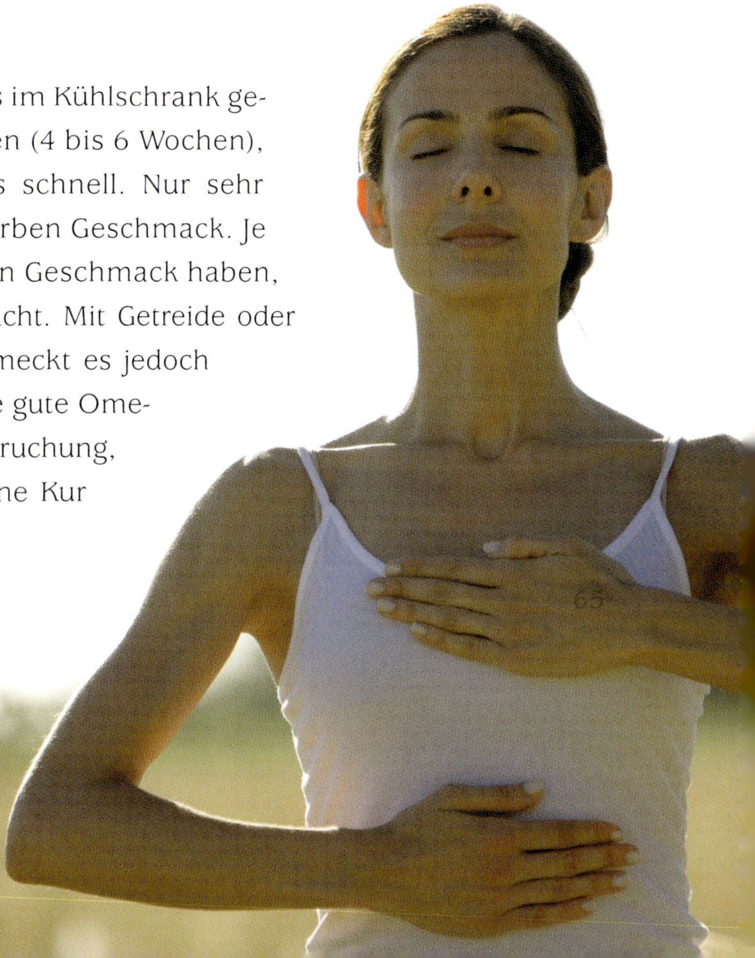

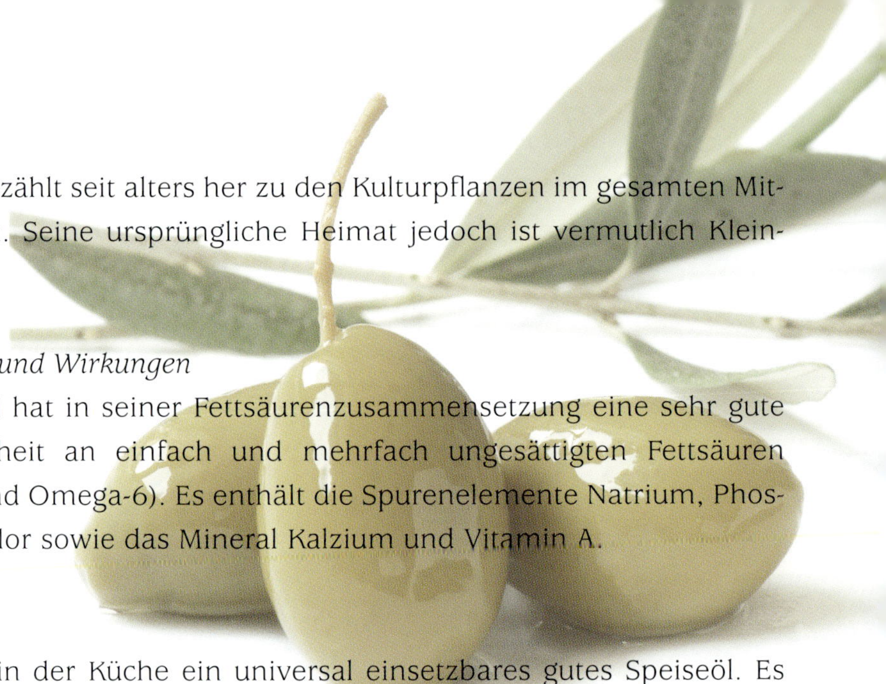

Olivenöl

Der Ölbaum zählt seit alters her zu den Kulturpflanzen im gesamten Mittelmeerraum. Seine ursprüngliche Heimat jedoch ist vermutlich Kleinasien.

Inhaltsstoffe und Wirkungen

Olivenöl stärkt das Herz-Kreislaufsystem.

Das Olivenöl hat in seiner Fettsäurenzusammensetzung eine sehr gute Ausgewogenheit an einfach und mehrfach ungesättigten Fettsäuren (Omega-9 und Omega-6). Es enthält die Spurenelemente Natrium, Phosphor und Chlor sowie das Mineral Kalzium und Vitamin A.

Anwendung

Olivenöl ist in der Küche ein universal einsetzbares gutes Speiseöl. Es eignet sich für Salatsoßen sowie zu Gemüse, Fleisch und Fisch. Ein gutes Olivenöl darf nicht bitter schmecken. Je mehr Säure in einem Olivenöl enthalten ist, umso bitterer schmeckt es. Äußerlich angewandt, wird es zu einem sehr pflegenden Hautöl.

Walnussöl

Der Walnussbaum kommt ursprünglich aus Mittelasien. Der Legende nach kam er durch Karl den Großen in unsere Breitengrade.

Inhaltsstoffe und Wirkungen

Walnussöl stärkt das Immunsystem.

Das aus den Nüssen gewonnene Öl ist besonders reich an mehrfach ungesättigten Fettsäuren. Es verfügt über ein gutes Verhältnis von Omega-9-, Omega-6- und Omega-3-Fettsäuren sowie über die wertvolle und sehr selten vorkommende Gamma-Linolensäure, welche es als ein besonderes Öl auszeichnen. Es hat zudem einen sehr hohen Vitamin E- und A-Anteil. Zu seinen Besonderheiten zählt auch die hohe desinfizierende Wirkung – sowohl bei innerer als auch bei äußerer Anwendung. Es wirkt sich positiv auf den Fettstoffwechsel aus und fördert die Regeneration der Haut. Es bringt den Hormonhaushalt in Schwung und stärkt das Immunsystem.

Anwendung

Walnussöl darf nur kalt verwendet werden und passt sehr gut zu Wurzelgemüse und zu allen Rohkostsalaten. Seine sehr feine nussige Note verleiht allen Speisen einen Hauch von Exotischem. Es ist eine gesunde Delikatesse und passt hervorragend als Dessertöl zu Schaf- und Ziegenkäse. Ganz besonders lecker ist auch ein Walnusspesto, welches hervorragend zu Pilzgerichten und Pellkartoffeln schmeckt. Das Rezept hierfür sei gleich verraten:

Tipp!

✓ *Walnusspesto:* 100 ml Walnussöl, 100g frisches Basilikum, 2 Stück Walnusskerne.

✓ In einem Mörser das Basilikum zusammen mit dem Walnussöl zu einer Paste verreiben. Mit Salz und den fein geschnittenen Walnüssen abschmecken. In einem Glas gut verschlossen und gekühlt, hält es sich mehrere Wochen im Kühlschrank.

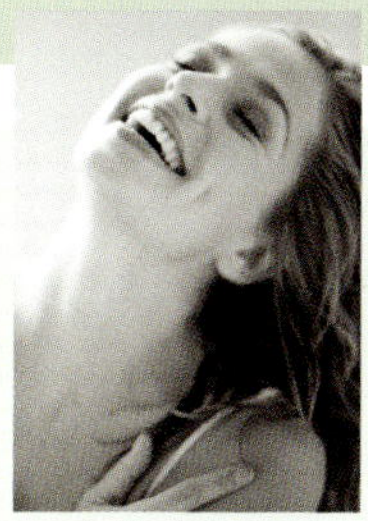

Essen Sie sich *noch schöner*

Nur durch die ausreichende Zufuhr der 7 Essentials – entprechend diesem Buch – und durch eine ausdauernde Bewegungsform, vorzugsweise an der frischen Luft, werden Sie nach einiger Zeit Ihr Idealgewicht mühelos und sehr selbstverständlich erreichen und halten! Alles Darben führt zu keinem nachhaltigen und zufriedenstellenden Ergebnis und somit auch nicht zu anhaltendem Erfolg. Dieser stellt sich ein bei:

1. *Weglassen der gesättigten Fette, von Zucker und leeren Kohlenhydraten (siehe Kapitel Kohlenhydrate, S. 100 ff.).*
2. *Zuführen notwendiger essenzieller Fettsäuren, Mineralien und Vitamine (siehe die Kapitel Mineralien und Vitamine, S. 68 ff., 114 ff.).*
3. *Erhöhung der körperlichen Aktivität – optimal wäre 1 Stunde Bewegung an der frischen Luft.*

ESSENTIAL 4

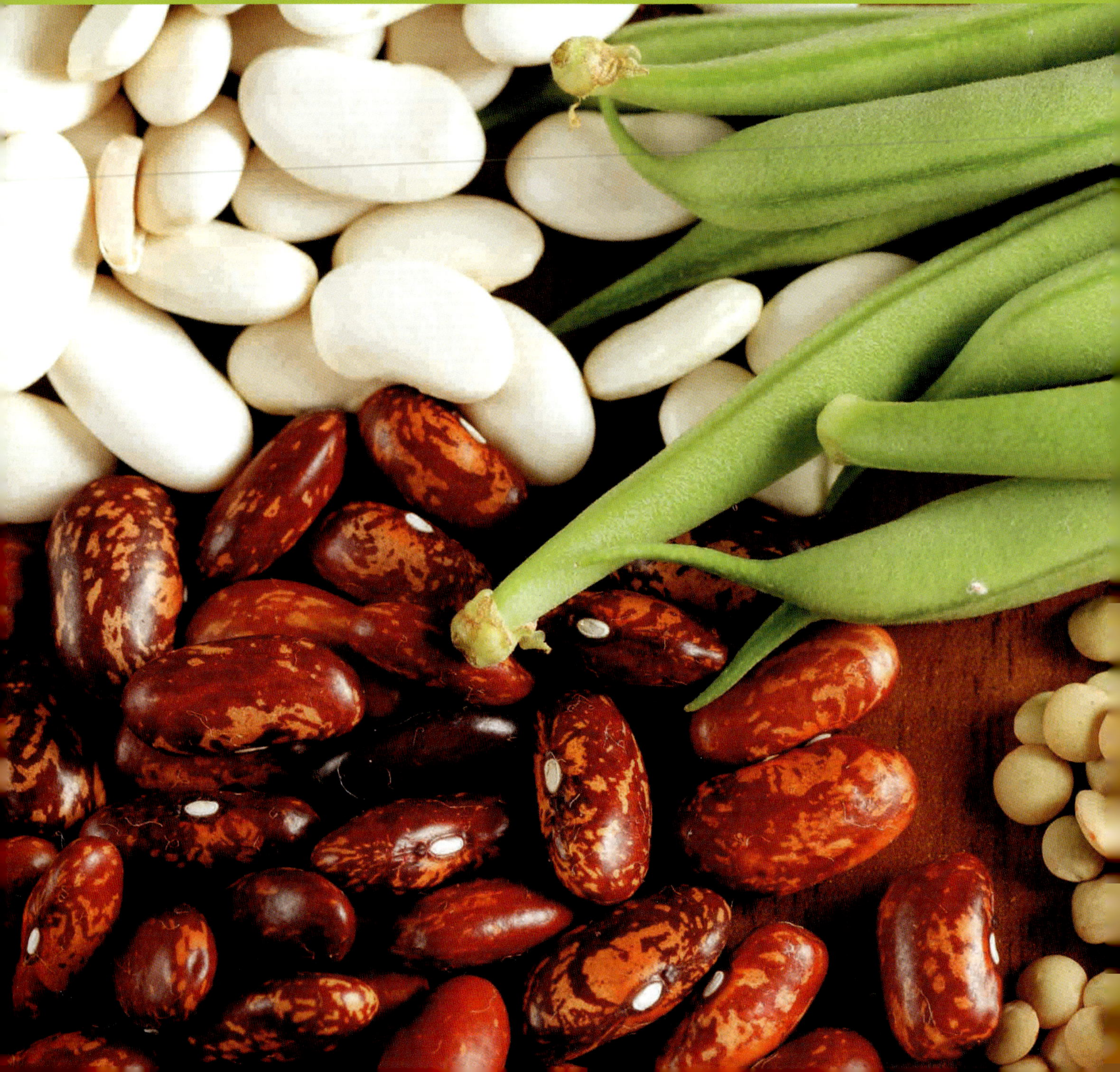

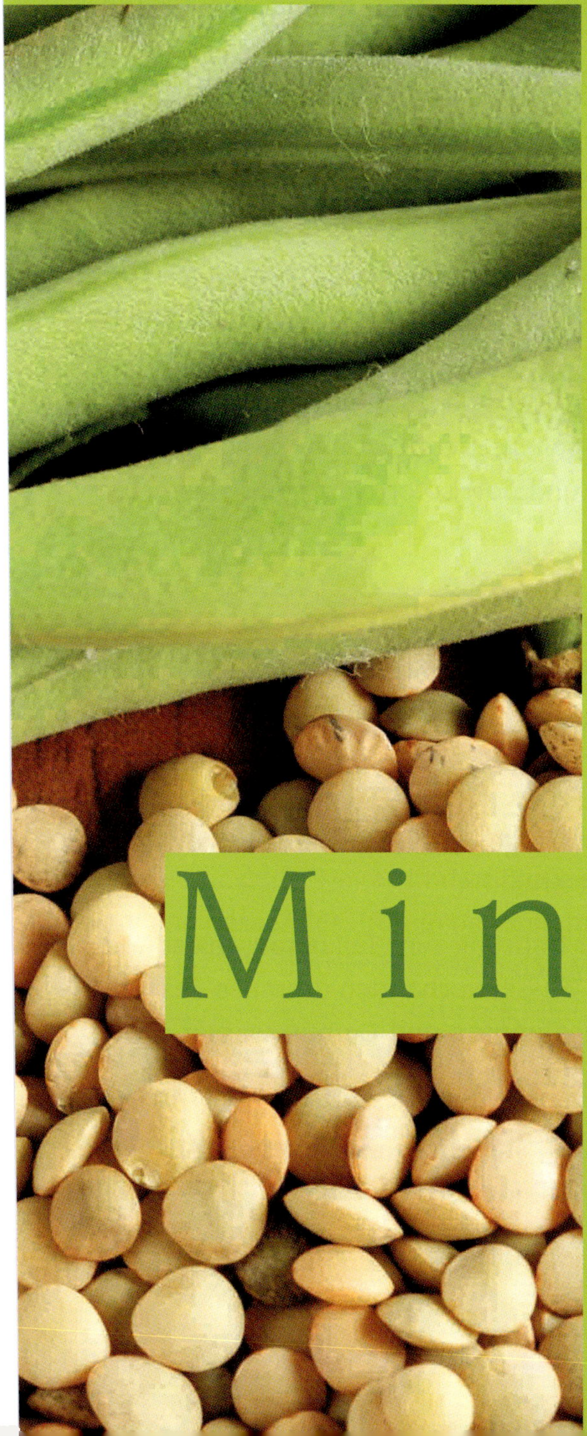

Mineralien

Wichtig

✓ Bei der Zusammenstellung der Nahrung ist es also ganz wichtig, mineralstoffreiche Lebensmittel mit Proteinen, essenziellen Fettsäuren und Vitaminen in einer Mahlzeit zu kombinieren, damit die wertvollen Inhaltsstoffe auch vom Körper richtig aufgenommen und verwertet werden können.

Sind alle wichtigen Nährstoffe wie Mineralien, Proteine, Vitamine und die essenziellen Fettsäuren vorhanden, ist die Vollständigkeit der Mahlzeit perfekt.

Praktisch heißt das: Wenn Sie sich zum Beispiel ein Müsli aus verschiedenen Kornsorten zusammenstellen, die alle reich an wertvollen Mineralien sind, können Sie das Müsli optimieren, wenn Sie Milch, Sojamilch, Joghurt, Buttermilch etc., also Proteine hinzufügen. Des Weiteren reichern Sie es mit Vitaminen aus dem Obst an. Hier eignen sich Bananen, Kiwis, Äpfel etc. Um dies perfekt zu vervollständigen, geben Sie noch einen Löffel Leinöl oder Hanföl dazu. Diese Mischung ist dann eine ideale Nährstoffkombination.

Bei näherer Betrachtung von beliebten Rezepten der sogenannten »einfachen und traditionellen Volksküche« kommt eine gute Nährstoffkombination von Mineralien, Proteinen und Vitaminen durchaus öfters vor. In der italienischen Küche beispielsweise kennen wir die beliebte Minestrone. Eine Gemüsesuppe, bei der Parmesan und Olivenöl nicht fehlen dürfen. Die asiatische Küche hingegen bevorzugt eine Kombination von rohem Fisch, Soja und frischen Algen. In der deutschen Küche erfreut sich die berühmte Pellkartoffel mit Quark und Salat oder die Kartoffel mit Spinat und Spiegelei großer Beliebtheit.

Bei all diesen Gerichten stimmt die Nährstoffkombination von Mineralien, Proteinen und Vitaminen – und wenn wir Glück haben, auch die Fettzusammenstellung (siehe Kapitel Fette & Öle, S. 50 ff.). Sie sehen, wenn Sie erst einmal wissen, was wo drin ist, ist es eigentlich sehr einfach, eine ernährungsphysiologisch richtige Mahlzeit herzustellen.

Unterversorgung/ Mangel

Wichtig

✓ Grundsätzlich gilt für alle Mangelerscheinungen, dass eventuell der Darm nicht in der Lage ist, Mineralien und andere wichtige Nährstoffe in ausreichender Menge aufzunehmen und damit dem Körper zur Verfügung zu stellen, sodass die bereits zugeführten Mineralien und Stoffe zum großen Teil wieder ausgeschieden werden. Die optimale Verwertung aller Nähr- und Vitalstoffe ist also nur in einem gesunden Darm möglich. Achten Sie deshalb auf Ihren Darm, indem Sie ihn immer mit genügend ballaststoffreicher Nahrung und ausreichend vielen essenziellen Fettsäuren versorgen!

Die Ernährung mit den richtigen Nährstoffkombinationen ist elementar wichtig für die Erhaltung der Gesundheit und der Leistungsfähigkeit des Körpers, des Geistes und auch der Seele. Fehlen dem Körper über einen längeren Zeitraum einige oder mehrere essenzielle Nährstoffe, gerät das natürliche Gleichgewicht aus den Fugen, und ein Mangel entsteht. Erwähnt sei hier auch das notwendige Säure-Basen-Gleichgewicht. Hier haben die Mineralien die Aufgabe, die notwendigen Basen zu liefern, damit der Säuregehalt des Blutes nicht zu hoch wird. Findet der Körper die Mineralien nicht in ausreichender Menge in der Nahrung, nimmt er sie, wo er sie bekommen kann: in den eigenen Zellen und dann in den Knochen. Die zerstörerische Selbstausbeutung, die zu schweren Krankheiten führen kann, beginnt (siehe Kapitel Säure-Basen-Haushalt, S. 135 ff.).

Aufgaben der einzelnen Mineralien und Spurenelemente

Kalzium, Magnesium, Kalium, Natrium, Phosphor und Schwefel sind die wichtigsten Bau- und Funktionsmineralien. Sie werden in großen Mengen – im Grammbereich – benötigt und daher auch als Mengenmineralien bezeichnet.

Kalzium (Ca)

Die Aufgaben, die das Kalzium (fachspr. *Calcium* – Ca) im Körper zu erledigen hat, sind ungeheuer vielseitig, und daher ist der Kalzium-Stoffwechsel sehr komplex und wird durch unterschiedliche Faktoren beeinflusst. Kalzium kommt im Körper im Verhältnis 2:1 mit Magnesium vor. Dieses Verhältnis der Mineralien zueinander sollte bei der Aufnahme von Kalzium und Magnesium idealerweise berücksichtigt werden.

Kalzium ist eines der wichtigsten Hauptmineralien, liebt Vitamin C und will mit ihm kombiniert werden.

Das Mineral Kalzium, das zu 90 Prozent in die Knochensubstanz eingelagert wird und dort für Festigkeit und Stabilität sorgt, braucht, um dorthin zu kommen, die Hilfe von Vitamin C. Ist Vitamin C nicht vorhanden, wird Kalzium zum Teil wieder ausgeschieden und kann so nicht, wie vorgesehen, in die Knochensubstanz eingelagert werden.

Der Umsatz von Kalzium im Körper ist deshalb so groß, weil es für viele Prozesse benötigt wird. Zigmal am Tag werden dafür die kleinen Kalziumdepots, die sich in den Zellen befinden, geleert und wieder erneuert. Damit entsprechende Baumaßnahmen geschehen können, sorgt beispielsweise ein Regelmechanismus dafür, dass die Konzentration von Kalzium im Blutserum aufrechterhalten bleibt. Für diese Konzentrationskontrolle ist unter anderem Vitamin D verantwortlich, welches der Körper selbst durch die Sonnenbestrahlung bilden kann. (Also auch im Winter alle Sonnenstrahlen mitnehmen!) Vitamin D ist für die Absorption und damit für die Umwandlung von Materie in Energie des Kalziums erforderlich. Der Rest des Kalziums übt Funktionen in der Zellflüssigkeit aus. So sichert Kalzium zum Beispiel die Arbeit des Herzmuskels, verbessert die Durchlässigkeit der Zellwände und hilft bei der Blutgerinnung.

Mangelbeschwerden

Mängel äußern sich durch Wachstumsstörungen, Zahnfleischschwund, Gelenkschmerzen, Knochenschwund, Schlaflosigkeit, Bluthochdruck, Krampfzustände in der Muskulatur.

Gute Quellen für Kalzium

Hülsenfrüchte (wie Linsen, Bohnen, Erbsen, vor allem Soja, Tofu), grüne Gemüse, Kräuter, Samen (wie Sesam, Sonnenblumenkerne, Kürbiskerne, Leinsamen), Mandeln, Feigen, Meeresfrüchte, Algen, Milch, gereifter Parmesan, Bergkäse, Ziegen- und Schafskäse.

Lebensmittel	**Kalzium**
100 g	
Bergkäse	1100 mg
Sesam	738 mg
Schafskäse	450 mg
Sojabohnen	346 mg
Parmesan	200 mg
Grünkohl	181 mg
Blattspinat	126 mg
Kichererbsen	124 mg
Kuhmilch	120 mg

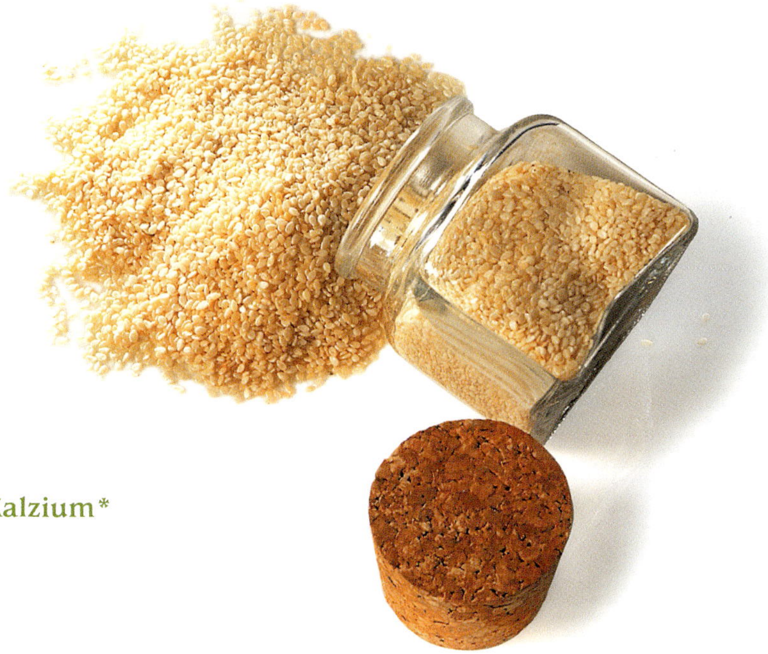

Empfohlener Tagesbedarf an Kalzium*	
von 25 bis 65 Jahren	
Frau	1000 mg
Mann	1000 mg

Magnesium (Mg)

Das Mineral Magnesium ist an vielen Bau- und Funktionsabläufen im Körper beteiligt. Außerdem balanciert es unsere Stimmung aus und hilft, Stress besser zu bewältigen. Daher nennt man es auch das »Anti-Stress-Mineral«. Magnesium hat großen Einfluss auf den Stoffwechsel, auf Herz-, Nerven- und Gehirnfunktionen. Eine weitere große Aufgabe ist die Aktivierung von über 3000 Enzymen. Sie erinnern sich: Enzyme regeln unter

*DACH Referenzwerte für die Nährstoffzufuhr der *Deutschen Gesellschaft für Ernährung DGE, Österreichischen Gesellschaft für Ernährung ÖGE, Schweizer Gesellschaft für Ernährungsforschung SGE*

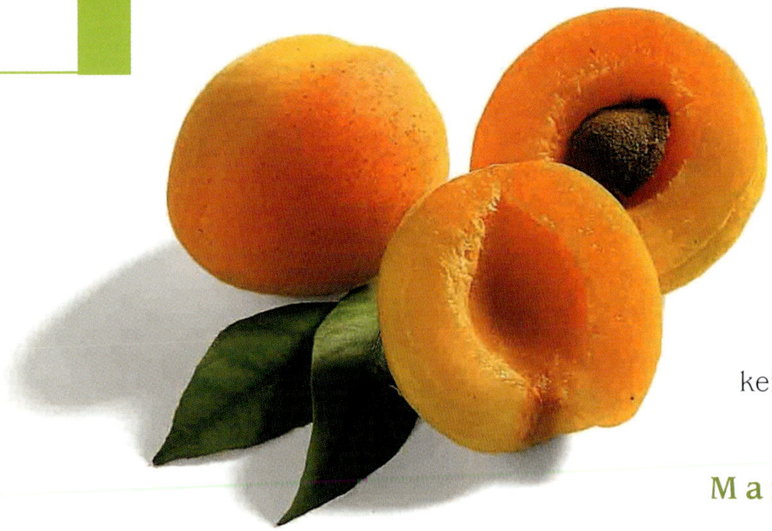

anderem die Verdauung sowie die Speicherung und Freisetzung von Hormonen.

Magnesium hilft auch gegen Kalkablagerungen, beispielsweise in den Muskeln, und wirkt Muskelkrämpfen entgegen. Es reduziert den hohen Blutdruck und senkt dadurch das Herzinfarktrisiko. Und es steigert die Bildung der Gallenflüssigkeit, die für die Verdauung wichtig ist.

Mangelbeschwerden

Wachstumsstörungen, Schwindelanfälle, Koordinationsstörungen, gestörter Zuckerstoffwechsel, Störungen der Bauchspeicheldrüse, erhöhter Blutdruck, Muskelkrämpfe, Herzbeschwerden.

Gute Quellen für Magnesium

Haferflocken, Hirse, Quinoa, Gerste, Mais, Naturreis, Mandeln, Kürbiskerne, Leinsamen, Sesam, Sonnenblumenkerne, weiße Bohnen, Erbsen, Kräuter, Bananen, Papaya, Sanddorn.

Lebensmittel	Magnesium
100 g	
Sonnenblumenkerne	395 mg
Sesam	104 mg
Feige, getrocknet	90 mg
Fenchel	64 mg
Aprikose, getrocknet	59 mg
Bohnen, weiß	56 mg
Zucchini	55 mg
Papaya, frisch	41 mg
Haferflocken	21 mg

Empfohlener Tagesbedarf an Magnesium*

von 25 bis 65 Jahren

Frau	300 mg
Mann	350 mg

Da zu viel Phosphor in den vorgefertigten und industriell hergestellten Lebensmitteln die Aufnahme von Kalzium sowie Magnesium und damit das gesunde Wachstum stark beeinträchtigt, sollte (vor allem bei Kindern) unbedingt auf eine frische, natürliche und mineralreiche Nahrung geachtet werden.

Wichtig

✓ Die Verwertung von Magnesium und Kalzium im Körper wird unter anderem empfindlich durch Phosphate gestört. Ein Zuviel an Phosphaten entsteht jedoch nur durch industriell hergestellte bzw. verarbeitete Lebens- und Genussmittel – wie bei allen Fertiggerichten, beim Fastfood in den meisten Fällen und bei vielen sogenannten Lifestyle-Getränken. Die Übeltäter sind zum Beispiel Stabilisatoren und Verdickungsmittel in Süßigkeiten, Gummibärchen, Cola, Limonaden, Schmelzkäse, Wurst und – wie gesagt – in Fertiggerichten und Fastfood. Diese Stoffe müssen gekennzeichnet werden, unter anderem mit E 338, E 339, E 340, E 341, E 345.

Vorsicht!

Nach neuesten wissenschaftlichen Studien kann das E 211 das ADHS-Syndrom (Aufmerksamkeitsdefizit-Hyperaktivitätsstörung) der sogenannten »hyperaktiven Kinder« auslösen. Im Folgenden dazu ein Ausschnitt aus dem Buch *Abgespeist* von Thilo Bode, Geschäftsführer der Verbraucherrechtsorganisation *foodwatch* Berlin:

»E-Stoffe konservieren, stabilisieren, färben, schützen vor Oxidation und verstärken den Geschmack. Über 300 E-Stoffe hat die Europäische Union inzwischen zugelassen, die Hälfte davon ist wegen ihrer negativen gesundheitlichen Auswirkungen umstritten. Viele sind die Ursache für Allergien, viele besonders risikoreich für Kinder. Nur ein paar Beispiele: Der Farbstoff E 102 (Tartrazin) kann allergische Reaktionen auslösen. Im Reagenzglas und in Tierversuchen erwies sich der Farbstoff in hohen Dosen als potenziell erbgutschädigend, krebserregend und schädlich für das Immunsystem.

Ein verstecktes Risiko liegt im Zusammenwirken verschiedener Zusatzstoffe. Eine Untersuchung in England hat dokumentiert, dass das Zu-

*DACH Referenzwerte für die Nährstoffzufuhr der *Deutschen Gesellschaft für Ernährung DGE, Österreichischen Gesellschaft für Ernährung ÖGE, Schweizer Gesellschaft für Ernährungsforschung SGE*

ESSENTIAL 5

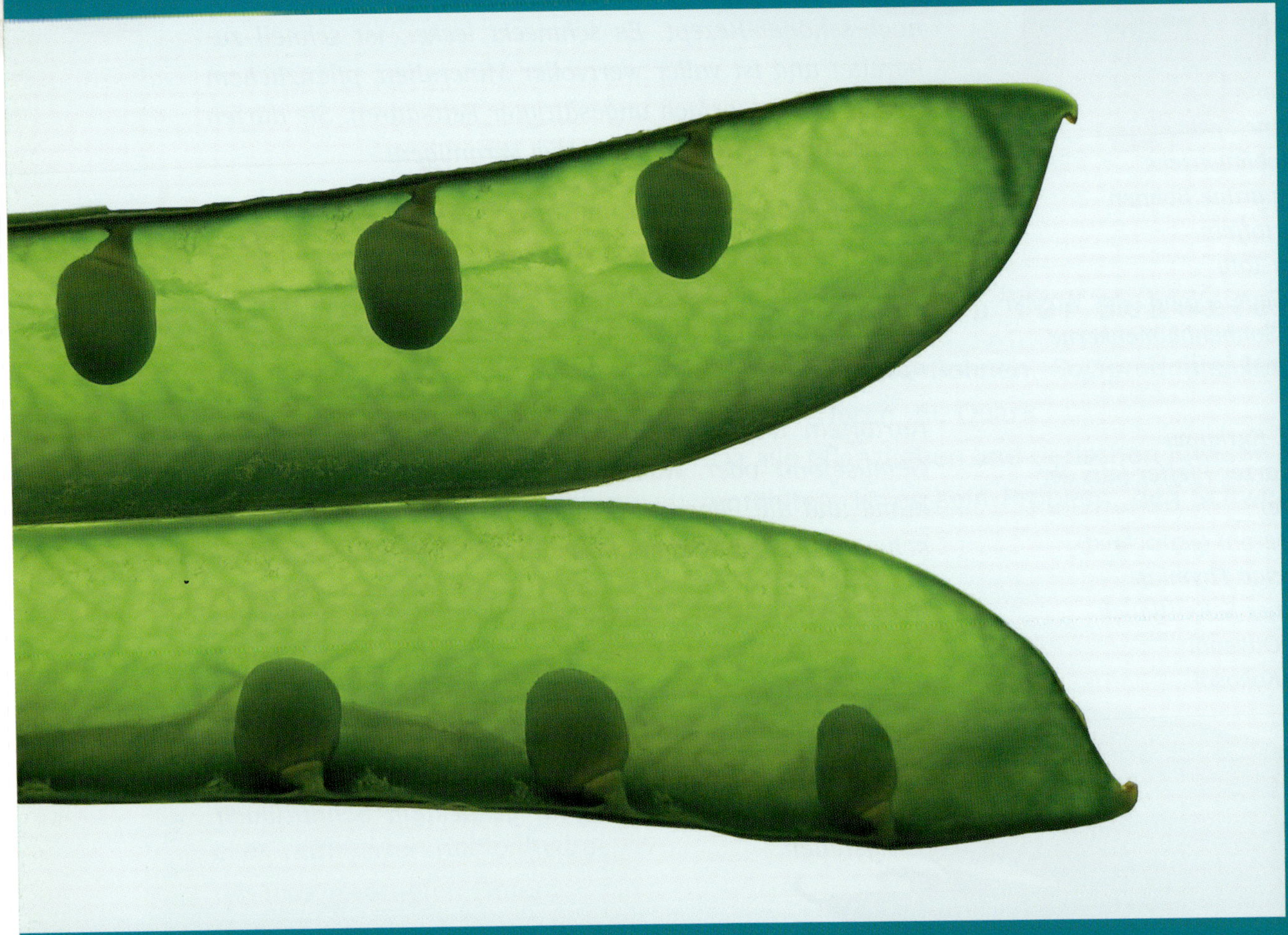

Spuren-
elemente

Mangelbeschwerden

Ein Mangel an Fluor verursacht Zahnschäden (Karies), Osteoporose (Knochenschwund), Narbenbildung und Krampfadern.

Gute Quellen für Fluor

Walnüsse, Bohnen, Weizen, Erbsen, Haferflocken, Fisch, Ei, Fleisch.

Lebensmittel *100 g*	**Fluor**
Walnüsse	680 μ
Ölsardinen	530 μ
Heringsfilet	350 μ
Pfirsiche	120 μ

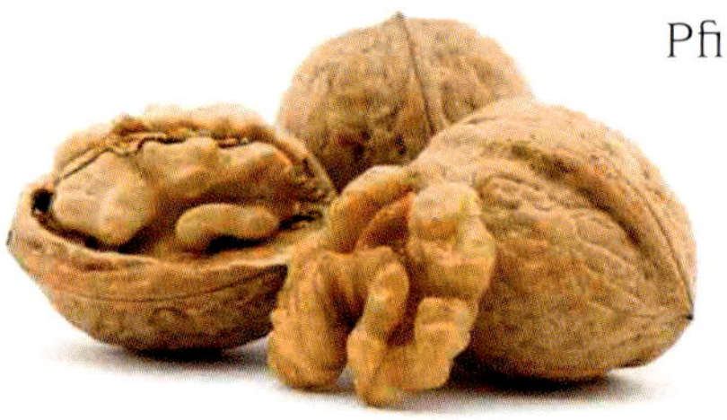

Empfohlener Tagesbedarf an Fluor*

von 25 bis 60 Jahren

Frau	1,5 mg
Mann	1,5 mg
Kind	2,0 mg

Jod (J)

Das Spurenelement Jod baut das Schilddrüsenhormon auf und regt die Schilddrüse an.

*DACH Referenzwerte für die Nährstoffzufuhr der *Deutschen Gesellschaft für Ernährung DGE, Österreichischen Gesellschaft für Ernährung ÖGE, Schweizer Gesellschaft für Ernährungsforschung SGE*

Mangelbeschwerden

Vergrößerung der Schilddrüse, Kropfbildung, gestörtes Körperwachstum, Gewichtszunahme, trockene Haut, brüchiges Haar, Hormonmangel, körperlicher und geistiger Leistungsabfall, Herzrasen.

Gute Quellen für Jod

Seefische, Meeresfrüchte, Eier, Champignons, Brokkoli, Grünkohl, Spinat, Möhren.

Lebensmittel *100 g*	**Jod**
Schellfisch	230 µ
Thunfisch	145 µ
Matjesfilet	63 µ
Hartkäse	52 µ
Räucherlachs	37 µ
Brokkoli	15 µ
Grünkohl	12 µ
1 Apfel, mittelgroß	1,5 µ

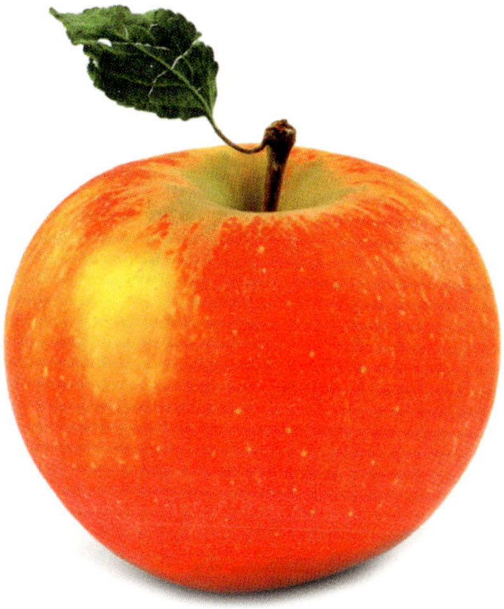

Empfohlener Tagesbedarf an Jod*

- Den höchsten Jodbedarf haben schwangere und stillende Frauen mit etwa 260 Mikrogramm (µ) pro Tag. Denn Ungeborene und Babys benötigen für ihre Entwicklung viel von diesem Spurenelement.
- Säuglinge brauchen täglich zwischen 40 und 80 µ Jod.
- Bei Kindern unter sechs Jahren liegt der Jodbedarf zwischen 100 und 120 µ pro Tag, bei Schulkindern zwischen 140 und 200 µ pro Tag.
- Auch Jugendliche in der Pubertät haben mit 200 µ pro Tag einen hohen Jodbedarf.
- Erwachsene sollten täglich zwischen 180 und 200 µ Jod zu sich nehmen, Frauen in den Wechseljahren eher 200 µ pro Tag.

*DACH Referenzwerte für die Nährstoffzufuhr der *Deutschen Gesellschaft für Ernährung DGE, Österreichischen Gesellschaft für Ernährung ÖGE, Schweizer Gesellschaft für Ernährungsforschung SGE*

Chrom (Cr)

Chrom ist ein essenzielles Spurenelement. Chrom lagert sich in inneren Organen wie der Leber und der Milz ein, kommt aber auch vermehrt in Knochen, Fett und Muskeln vor. Es ist ein Co-Faktor von einigen Enzymen und am Kohlenhydrat- und Fettstoffwechsel beteiligt. Chrom beeinflusst die Erhaltung und Funktionstüchtigkeit der Hornhaut und der Augenlinse. Chrom ermöglicht den Einbau wichtiger Aminosäuren ins Herzgewebe. Chrom reguliert die Blutfettwerte.

Mangelbeschwerden

Merke

✓ Die meisten Kräuter enthalten Kalzium, Magnesium, Phosphor, Eisen, Zink, die Vitamine A, C, E und die B-Vitamine sowie pflanzliche Proteine.

Chrommangel kann durch die Störung des Zuckerstoffwechsels Diabetes auslösen. Koronare Herzerkrankungen und eine Erhöhung der Fettsäurespiegel im Blut können durch einen Mangel an Chrom mitverursacht werden. Chronische Bronchitis, Blähsucht, Depressionen sowie grauer Star (Linsentrübung). Da ältere Menschen Chrom weniger speichern, kann ein Mangel zu Bluthochdruck, Diabetes und der Entstehung von Arteriosklerose führen.

Gute Quellen für Chrom

Nüsse, Vollkornprodukte, Linsen, Bierhefe.

Empfohlener Tagesbedarf an Chrom*

von 25 bis 65 Jahren

Frau	50 bis 200 µ
Mann	50 bis 200 µ

*DACH Referenzwerte für die Nährstoffzufuhr der *Deutschen Gesellschaft für Ernährung DGE, Österreichischen Gesellschaft für Ernährung ÖGE, Schweizer Gesellschaft für Ernährungsforschung SGE*

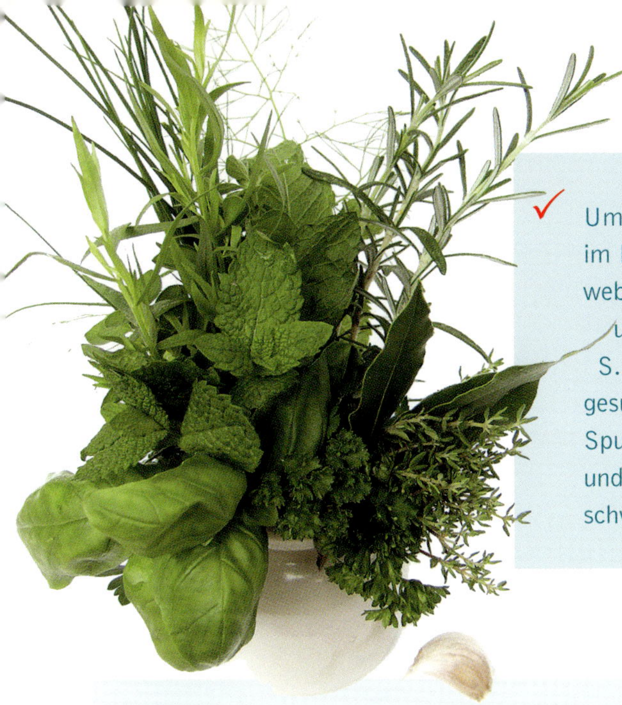

Wichtig

✓ Um das lebenswichtige biologische Säure-Basen-Gleichgewicht im Blut und anderen Körperflüssigkeiten sowie in den Körpergeweben zu erhalten, braucht der Organismus vor allem Mineralien und Spurenelemente (siehe auch Kapitel Säure-Basen-Haushalt, S. 135 ff.). Alle empfohlenen Tageswerte beziehen sich auf einen gesunden und ausgeglichenen Organismus. Ein erhöhter Bedarf an Spurenelementen besteht bei Stress, starken körperlichen, geistigen und seelischen Belastungen. Bei Infektionen, Verletzungen und schweren Krankheiten sowie in der Schwangerschaft.

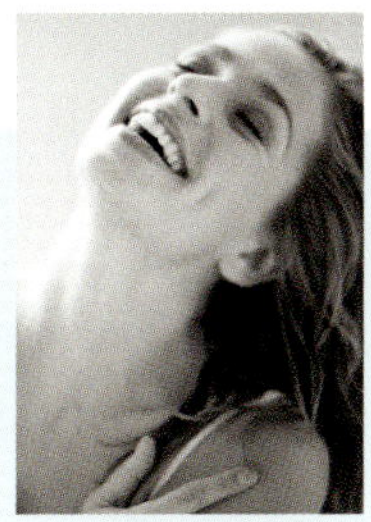

Essen Sie sich noch schöner

Wenn Sie sich in der Zusammenstellung Ihrer Mahlzeiten in Bezug auf die ausreichende Versorgung mit Mineralien und Spurenelementen noch unsicher und ungeübt fühlen, helfen Ihnen immer ein Bund frischer Gartenkräuter mit Petersilie, Schnittlauch, Majoran, Kerbel oder auch Kresse sowie gekeimte Sprossen, Samen, Nüsse, Pistazienkerne, Sonnenblumenkerne und Mandeln weiter, die Sie zur Aufwertung über das Essen streuen können. Dabei sind es oft die kleinen und scheinbar so unbedeutenden Kräuter, Samen, Sprossen, Nüsse und Mandeln, die es in sich haben. Es gibt sie zu jeder Jahreszeit frisch zu kaufen. Sie schmecken gut und runden jeden Salat und jedes Gemüse geschmacklich wunderbar ab. Sie sind Toplieferanten für Kalzium, Magnesium, Eisen, Selen, Fluor, Zink, Vitamin C, die B-Vitamine und vieles mehr.

Essential 5

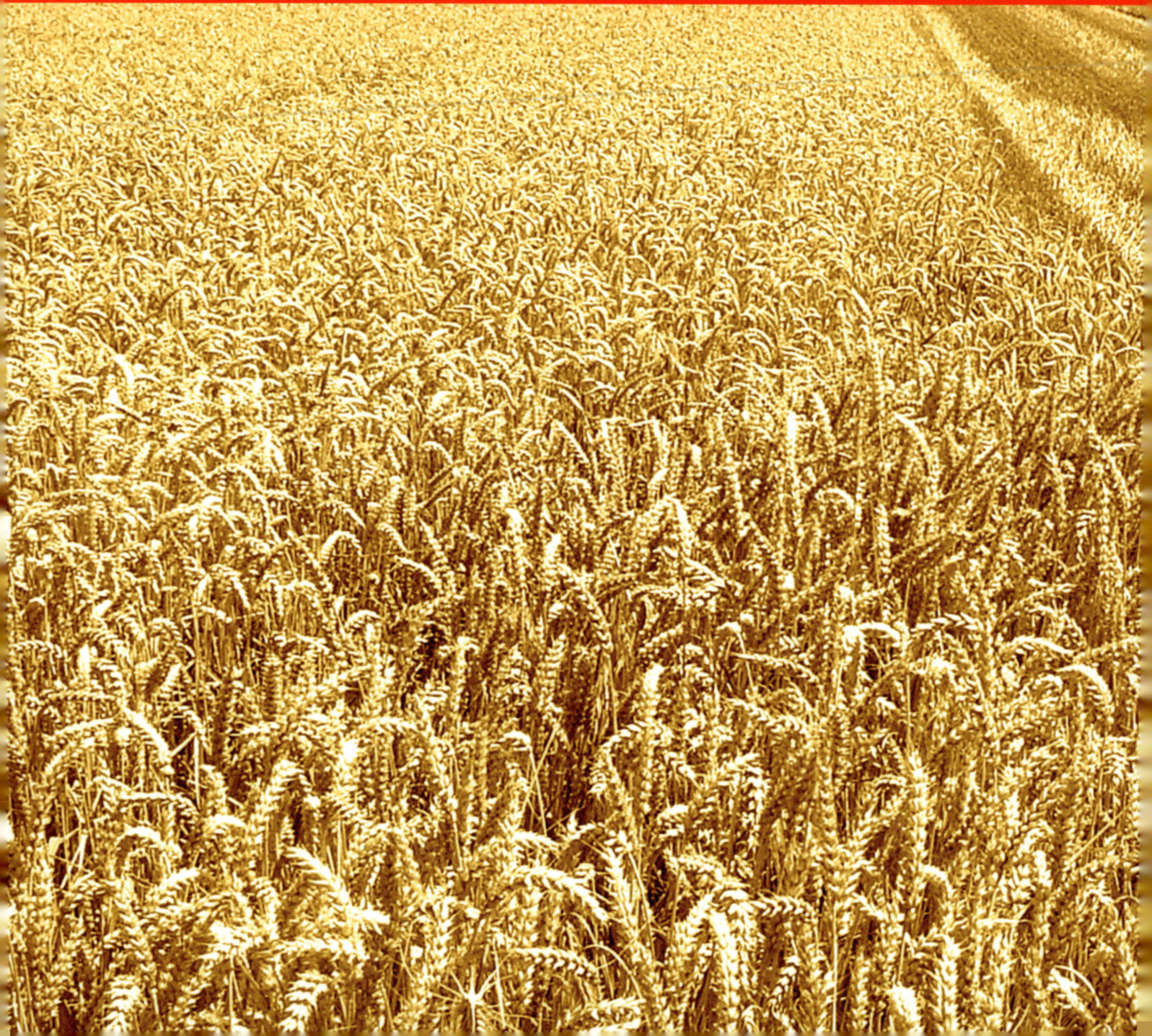

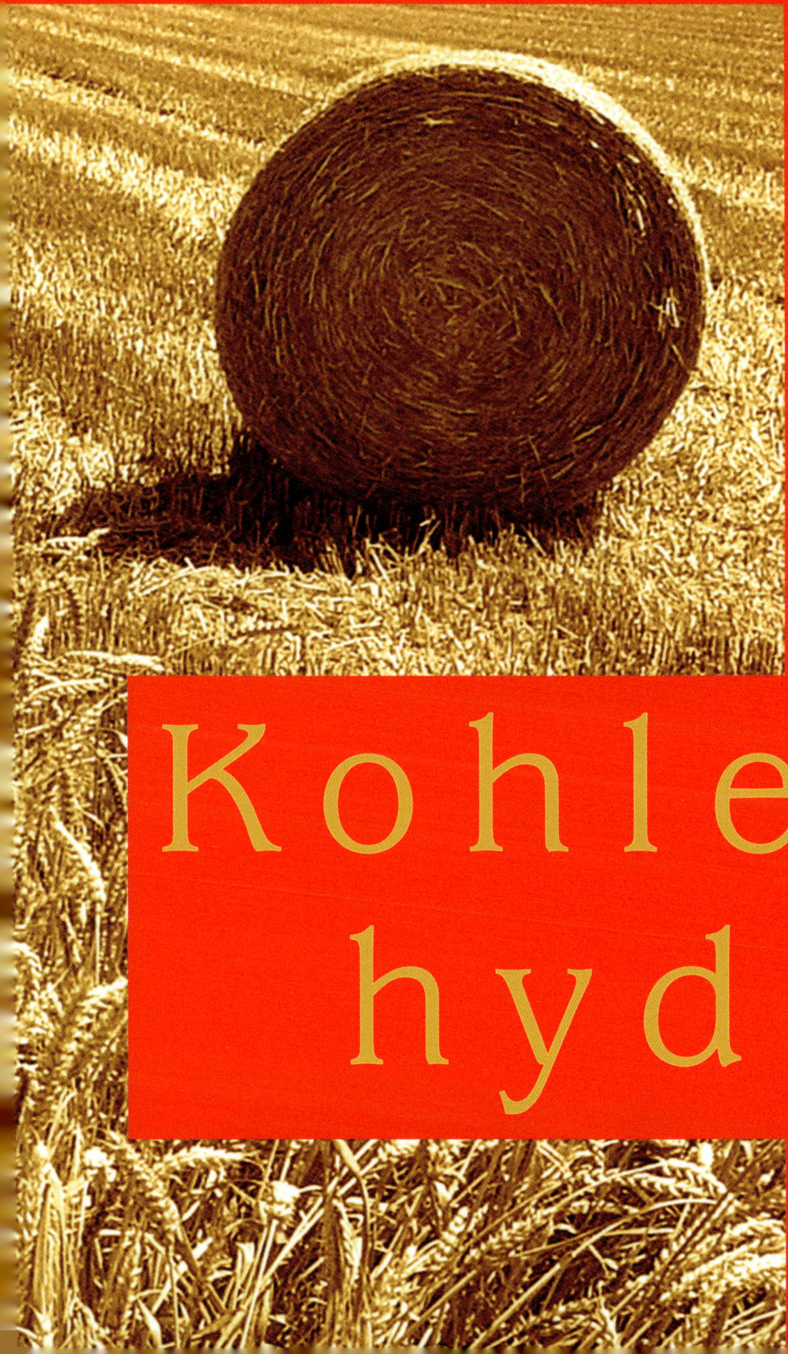

Kohlen-hydrate

Kohlenhydrate bilden eine große Naturstoffklasse, die auch als Saccharide oder als Zucker bezeichnet wird. Kohlenhydrate setzen sich aus Kohlenstoff, Wasserstoff und Sauerstoff zusammen. Sie werden hauptsächlich in den Pflanzen gebildet und sind in erster Linie Energieträger. Zusammen mit den Proteinen und den Fetten bilden sie die Gruppe der Makronährstoffe. Aus ihnen errechnet sich durch Addition der sogenannte Kilokalorienwert eines Lebensmittels.

Beschaffenheit und Verwertbarkeit der Kohlenhydrate

Die unterschiedlich vorkommenden Anteile des Kohlenstoffs, Wasserstoffs und Sauerstoffs in den Lebensmitteln bestimmen die Qualität der Kohlenhydrate in Bezug auf ihre Beschaffenheit und auf ihre Verwertbarkeit für den menschlichen Organismus, und das sieht so aus:

- Die Einfach-, Zweifach- und Dreifachzucker sind in der Regel wasserlöslich und haben einen süßen Geschmack (Fruchtzucker, Traubenzucker, Rübenzucker, Milchzucker). Sie gelangen als Glucose schnell ins Blut und sorgen so für einen schnellen Energienachschub.
- Die Vielfachzucker oder Komplexenzucker sind meist nicht wasserlöslich und schmecken auch nicht süß – sie kommen vor in Getreide, Gemüse, Kartoffeln, Hülsenfrüchten, Soja und im Muskelgewebe der Tiere. Sie müssen im Darm aufgeschlüsselt und verdaut werden. Nach dem Verdauungsprozess gelangen sie dann als Glucose langsam ins Blut und sorgen für einen allmählichen, aber kontinuierlichen Energienachschub.

Da die wasserlöslichen Kohlenhydrate keine Verdauungsaktivität erforderlich machen, werden sie auch als der »schneller Zucker« bezeichnet. Mit diesem Zucker wird – positiv gesehen – eine rasche Energiezufuhr im Körper erreicht, die vor allem für die Zellenergie und Gehirnleistung sofort verfügbar ist. Negativ gesehen, wird jedoch durch die schnelle Energie dieser Kohlenhydrate der normalerweise stabile Blutzuckerwert erheblich gestört. Das heißt: Er schießt nach oben, fällt aber genauso schnell wieder nach unten ab. Diese starke Blutzuckerreaktion ist bei den Vielfach- oder Komplexenzuckern wesentlich gedämpfter.

Kohlenhydrate sind Bau- und Funktionsstoffe

Kohlenhydrate werden für den Stoffwechsel der roten Blutkörperchen und auch als Bausteine für die Zellmembranen und das Bindegewebe benötigt. Im Gegensatz zu den meisten anderen Körperzellen, die auch Fett und Eiweiß zu Energie verwerten können, benötigen die Nervenzellen und das Gehirn ausschließlich Glucose als Energielieferant. Wenn die Nervenzellen ihre ausreichende tägliche Menge an Glucose nicht bekommen, »blähen« sie sich auf, machen sich dicker und größer, um so über die größere Oberfläche mehr Glucosenahrung aus den kleinsten Blutgefäßen in sich aufnehmen zu können. Durch diese Vergrößerung verändert sich jedoch der Flüssigkeitsgehalt der äußersten Zellschicht dahingehend, dass die Zelle nicht mehr so elastisch und reaktionsfähig ist, und andere, ebenfalls sehr wichtige Nährstoffe, der Zelle verlorengehen. Sprichwörtlich sprechen wir dann von den bloßliegenden Nerven und hoher Stressanfälligkeit. Wir alle kennen die Auswirkung: Der Stresspegel steigt an und/oder die Nerven liegen blank.

Der menschliche Organismus braucht Glucose für die Versorgung des zentralen Nervensystems und des Gehirns.

Energieüberschuss

Ist der Energiebedarf der Zellen gedeckt, wird der Überschuss von nicht mehr benötigter Glucose in der Leber und in den Muskelzellen als Energiereserve gespeichert. Sind auch diese Energiespeicher aufgefüllt, wird die überschüssige Glucose in Fett umgewandelt und wandert in die Fettdepots des Körpers, die für eine positive Weiterverwendung nicht mehr zur Verfügung stehen. »Hüftgold« und »Wohlbeleibtheit« lassen grüßen.

Leere Kohlenhydrate

Werden dem Körper mehr Kohlenhydrate zugeführt, als er verbraucht, wird der Überschuss in Fett umgewandelt und als Depotfett gespeichert.

In den westlichen Industrieländern hat sich eine besonders perfide Art der Gesundheitsbedrohung durch den enormen Verzehr von sogenannten *leeren Kohlenhydraten* in Form von raffiniertem weißem Zucker, raffiniertem weißem Mehl ausgebreitet. Die nachhaltigen Folgen für die Gesundheit werden leider immer noch sehr unterschätzt.

Von leeren Kohlenhydraten sprechen wir, wenn natürliche Lebensmittel – wie zum Beispiel das Korn oder die Zuckerrübe – durch die Verarbeitungsprozesse der Lebensmittelindustrie so stark verändert wurden, dass zum Schluss nur noch eine völlig veränderte Substanz wie weißes Mehl oder weißer Zucker übrigbleibt. Diese »Auszüge« aus dem ursprünglichen Lebensmittel enthalten kaum noch essenzielle Vitalstoffe wie Mineralien, Spurenelemente und Vitamine.

Deshalb treffen wir in den westlichen Industrieländern, in denen viele Weißmehl- und Weißzuckerprodukte wie Brot, Brötchen, Nudeln, Pasta, Pizza, Gebäck, Plätzchen, Schokoriegel, Eis, Limos, Cola etc. gegessen und getrunken werden, auf einen extremen Mangel an den lebenswichtigen B-Vitaminen. Dies hängt damit zusammen, dass gerade die Gruppe der B-Vitamine sowie die Mineralien und Spurenelemente in den Keimen und in den Randschichten der Schalen sitzen, die beim »Verfeinern« leider komplett entfernt werden. Was aus dem vollen Korn oder der Zuckerrübe übrigbleibt, ist reine Stärke. Diese Stärke hat praktisch keine, zumindest nur noch sehr wenig Vitalstoffe. Daher spricht man von leeren Kohlenhydraten.

Ist der Körper hinsichtlich Vitalstoffen unterernährt und mit leeren Kohlenhydraten überernährt, hat dies zur Folge, dass man immer mehr mit immer weniger Sättigung isst.

In diesem Buch betone ich immer wieder, wie wichtig Vitalstoffe für den Körper sind. Aber warum brauchen wir eigentlich Vitalstoffe, wenn ja auch Kohlenhydrate bereits prächtige Energielieferanten sind? Ganz einfach: Vitalstoffe haben unter anderem die Aufgabe, Kohlenhydrate und auch Eiweiße zu »brauchbaren Endprodukten« zu zerlegen. Die leeren Kohlenhydrate liefern jedoch eine Menge Glucose, die – wie wir gesehen haben – der Körper ohne die essenziellen Vitalstoffe wie Mineralien und Spurenelemente nicht zu brauchbaren Endprodukten verarbeiten kann.

Sind nicht genügend Vitalstoffe vorhanden, greift der Organismus für die Verarbeitung der Glucoseflut auf die in den Zellen gespeicherten Vitalstoffe zurück. Er geht also an die Substanz. Ein Mangel an Vitalstoffen zehrt daher die Zellen aus und macht sie dadurch krank. Eine solche Überflutung von vitalstoffleeren Lebensmitteln nennt man auch *säureüberschüssige Nahrung* (siehe die Kapitel Mineralien und Säure-Basen-Haushalt, S. 68 ff, 135 ff.).

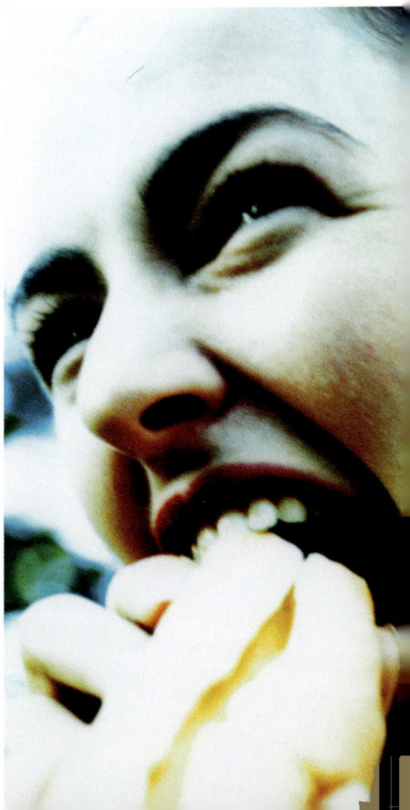

Die Kohlenhydratfalle

Menschen, die sich über einen längeren Zeitraum besonders schwach und müde fühlen und überdies ständig Hunger nach Süßem (Schokolade, Kekse, Pudding) oder auch nach Brot, Nudeln, Pizza etc. haben, können bereits in der »Kohlenhydratfalle« gelandet sein. Sie sind trotz ständigen Essens immer hungrig und unbefriedigt. Ihr Organismus verlangt mehr und mehr nach Essbarem, ohne nach dem Essen ein wirkliches Sättigungsgefühl zu signalisieren. Was ist geschehen?

Die Energiereserven im Körper sind verbraucht, er befindet sich deshalb in einem Stresszustand, da die Aufrechterhaltung seiner Funktionen durch das Fehlen der Vitalstoffe (Mineralien, Spurenelemente, Vitamine) ernsthaft gefährdet ist. Der Körper versucht krampfhaft, die fehlenden Vitalstoffe zu bekommen, und wenn dies über »leere Kohlenhydrate« erfolgt, signalisiert er permanent »Hunger!«.

Hingegen sprechen wir von *vollwertigen Kohlenhydraten*, wenn sie ein natürlicher Bestandteil in natürlich belassenen Lebensmitteln sind; wenn sie also nicht getrennt, geschält, gebleicht etc. wurden.

Gute Quellen für vollwertige Kohlenhydrate

- Das volle Korn wie: Hafer, Roggen, Gerste, Hirse, Dinkel, Weizen
- Scheingetreide wie: Quinoa, Amarant, Buchweizen
- Hülsenfrüchte wie: Linsen, Erbsen, Bohnen, Kichererbsen
- Gemüse wie: Kartoffeln, Karotten, rote Rüben
- Samen wie: Sonnenblumenkerne, Sesam, Hanfsamen, Soja, Nüsse, Mandeln.

Die optimale Versorgung besteht aus einer ausgewogenen Kombination unraffinierter Kohlenhydrate.

Ballaststoffe

Den Ballaststoffen – auch Faserstoffe genannt – kommt nach neuesten wissenschaftlichen Untersuchungen eine große Bedeutung in der gesunden Ernährung zu. Noch vor zwei Jahrzehnten hat man sie im wahrsten Sinne des Wortes als »Ballast« empfunden und all jene Lebensmittel (Gemüse, Kohl, Hülsenfrüchte, Kartoffeln), in denen sie vorkommen, als »Arme-Leute-Essen« abgetan. Erst nachdem Forscher einen eindeutigen Zusammenhang zwischen allzu verfeinerter Nahrung und den sogenannten Zivilisationskrankheiten festgestellt hatten, begann die Aufwertung der Ballaststoffe. Die faserartige Struktur der Ballaststoffe bewirkt nämlich einen höheren Kauaufwand und damit verbunden auch eine bessere Einspeichelung und Aufnahme der Nahrung. Faserstoffe sorgen für eine gute Verdauung sowie für eine günstige Zusammensetzung der Darmbakterien. Und dies hilft auch dabei, das Darmkrebsrisiko zu vermindern.

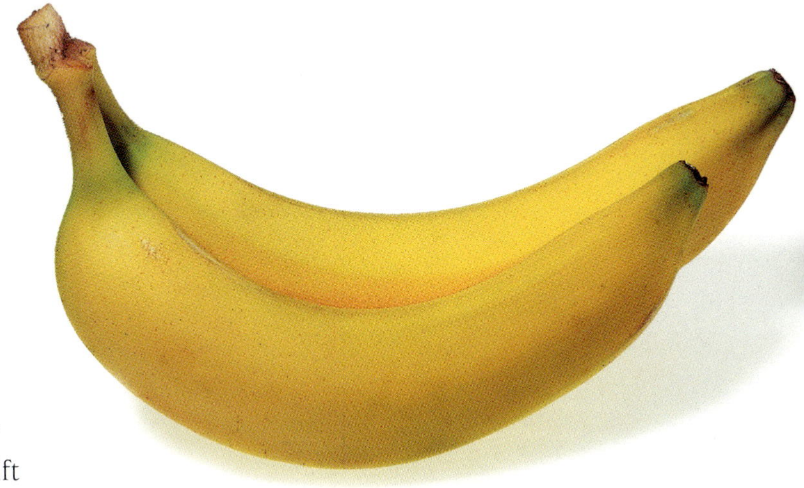

Vollwertige Kohlenhydrate

Lebensmittel 100g	kcal	KH	fett	muFS	Ka	Mg	Ca	Fe	Zn	A	E	Fol	B 1, 2, 6	C
Apfel	48	10,5	0,4	0,2	132	7	6	0,4	0,1	7	0,5	4,0	0	11
Banane	95	21,4	0,2	0,1	393	36	9	0,6	0,2	38	0,3	15,0	0,5	12
Feige getrocknet	285	58,2	2,3	1,0	1082	90	244	2,7	1,1	32	2,0	17,0	0,8	10
Karotte	21	3,6	0,2	0,1	141	12	42	1,9	0,5	1359	0,5	2,0	0,2	5
Pellkartoffel	71	14,8	0,1	0,1	411	20	6	0,4	0,3	1	0,1	8,0	0,4	17
Sonnenblumenkerne	575	12,3	49	30,2	710	395	100	6,3	5,1	3	37,8	60,0	2,7	0
Buchweizen	341	71,0	1,7	0,6	324	85	21	3,2	2,5	2	0,8	30,0	1,0	0
Getreideflocken	370	63,3	7,0	2,8	348	139	54	4,6	4,1	0	1,5	11,0	1,0	0
Weiße Bohnen	326	47,6	2,0	1,1	1227	135	92	6,8	1,0	44	1,1	82,0	1,7	53
Linsen	84	9,3	3,3	0,4	143	22	16	1,3	0,7	2	0,2	5,0	0,2	1
Haferflocken	370	63,3	0,7	2,8	348	139	54	4,6	4,1	0	1,5	11,0	1,0	0
Hirse Vollkorn	331	64,0	3,6	1,5	43	170	20	9,0	3,4	0	0,2	18,0	1,2	0
Vollkornbrot	204	36,4	3,0	1,7	306	71	25	2,8	2,5	1	2,5	17,0	0,5	0
Roggenvollkornmehl	295	59,7	1,7	0,8	510	120	64	4,9	3,9	2	2,0	38,0	0,8	0
Weizenvollkornmehl	309	59,5	2,4	1,1	337	124	32	3,4	3,4	2	1,5	28,0	1,2	0
	kcal	g	g	g	mg	mg	mg	mg	mg	µg	mg	µg	mg	mg

Leere Kohlenhydrate

Lebensmittel 100g	kcal	KH	fett	muFS	Ka	Mg	Ca	Fe	Zn	A	E	Fol	B	C
Weizenmehl Type 550	338	70,8	1,1	0,5	126	10	16	1,5	1,2	0	0,3	7,0	0,3	0,0
Reis parboiled	108	24,0	0,2	0,1	57	11	9,0	1,1	0,6	0	0,1	1,0	0,2	0,0
Zucker weiß	406	99,8	0,0	0,0	2	0,0	1,0	0,3	0,0	0	0,0	0,0	0,0	0,0
Zucker braun	406	99,8	0,9	0,0	2	0,0	1,0	0,3	0,0	0	0,0	0,0	0,9	0,0
	kcal	g	g	g	mg	mg	mg	mg	mg	µg	mg	µg	mg	mg

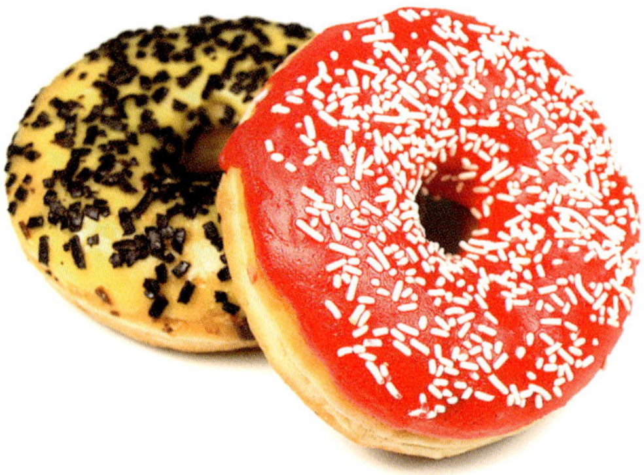

Fazit

Bekommt der Organismus keine vitalstoffreiche Nahrung, ist der Hunger nicht zu bremsen, und es entsteht keine wirkliche Sättigung mehr, da dem Körper die wichtigen, von ihm benötigten Funktionsstoffe fehlen. Trotz hochkalorienreicher Nahrungszufuhr wird keine Befriedigung und Sättigung mehr vom Körper signalisiert. Die Fettpolster wachsen und wachsen. Der Körper ist übersäuert. Die Funktionsabläufe sind nachhaltig gestört.

Symptome für eine Kohlenhydrat-Überernährung mit einhergehender Vitalstoff-Unterernährung

- Allgemeine Energie-, Lust- und Antriebslosigkeit
- Trägheit
- Leistungsschwäche
- Erschöpfungszustände
- Ein- und Durchschlafschwierigkeiten
- Nervosität
- Gereiztheit

- Starke Stimmungsschwankungen
- Konzentrations-, Lern- und Gedächtnisschwäche
- Hautprobleme
- Gelenk- und Muskelschwäche
- Kreislaufprobleme
- Schwindel
- Gewichtszunahme
- Potenzschwäche
- Vorzeitiges Altern

Der Organismus benötigt eine nachhaltige und kontinuierliche Energiezufuhr, um seine Leistungen erbringen zu können. Vollwertige Kohlenhydrate gehören zu den lebenswichtigen Nährstoffen.

Kohlenhydrate-Bedarf

Der Bedarf an Kohlenhydraten ist je nach Alter, Körpergröße, Geschlecht, Tätigkeiten und Außentemperaturen sehr unterschiedlich. Kinder und Jugendliche haben einen sehr viel höheren Bedarf, da sie im Wachstum sind, ihre Körpersubstanz noch aufbauen müssen und somit Kohlenhydrate als Baustoff benötigen. Der Erwachsene benötigt Kohlenhydrate je nach Art seiner Tätigkeit und Geschlecht.

Energiegehalt der Nährstoffe

Körperlich und geistig tätige Menschen benötigen mehr Kohlenhydrate als Menschen, die es ruhig angehen lassen, da ihr Umsatz durch ihre Aktivität gesteigert ist. Grundsätzlich wird der Energiebedarf des Menschen nach verschiedenen »Umsätzen« berechnet. Es gibt den *Grundumsatz* und den *Leistungsumsatz.* Beim Grundumsatz handelt es sich um die Menge an Kalorien bzw. Energielieferanten (Kohlenhydrate, Protei-

Essential 7

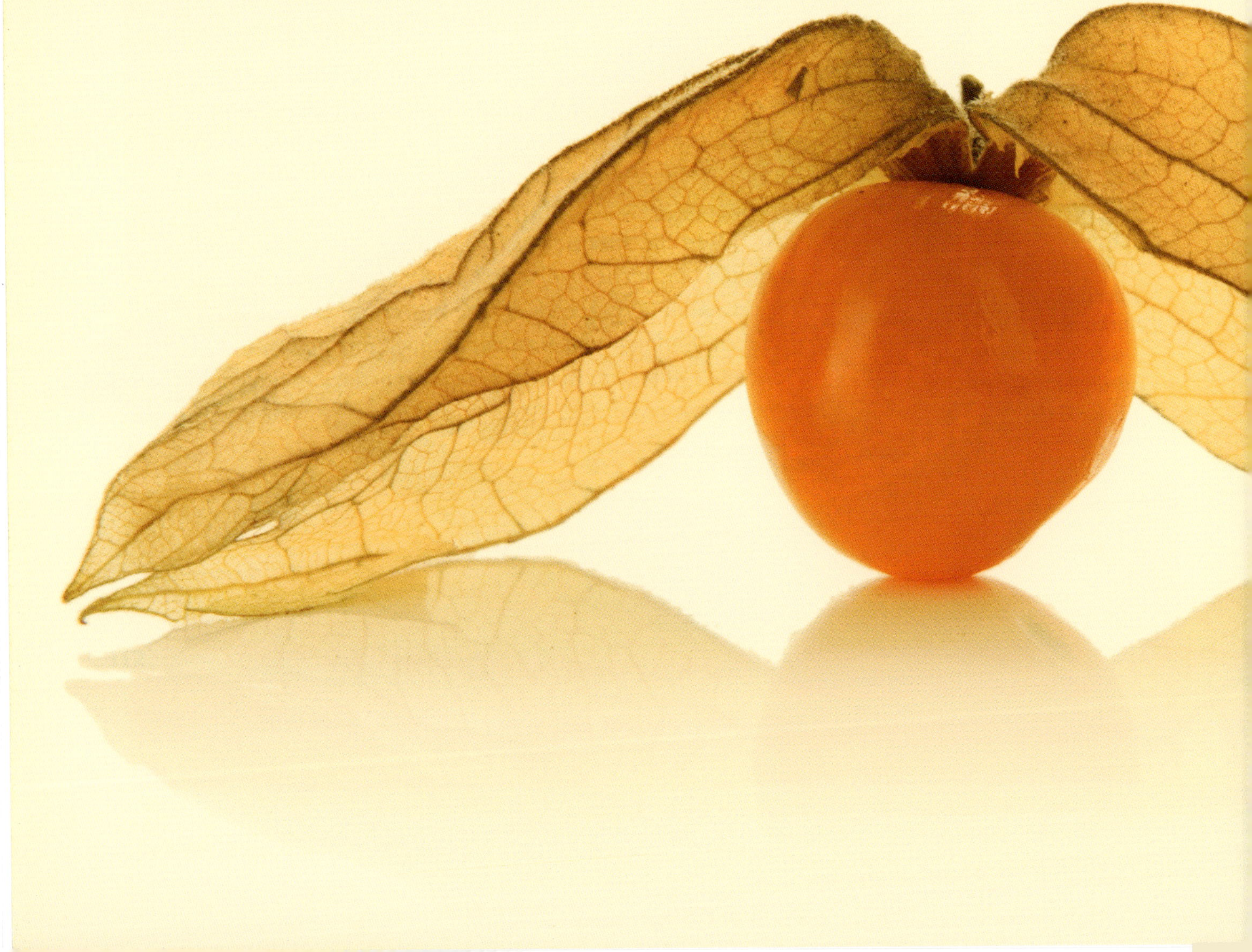

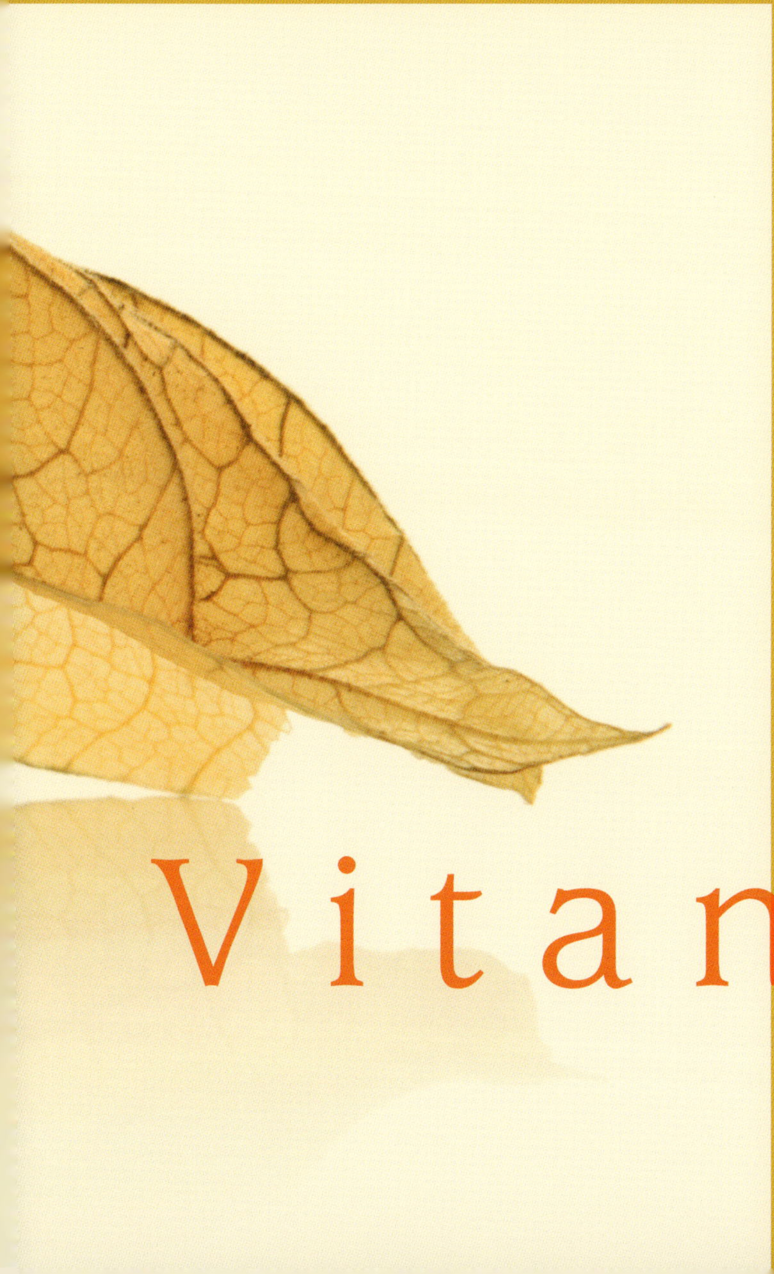

Vitamine

»Vita« stammt aus dem Lateinischen und wird übersetzt mit Leben, Lebenszeit und Lebensweise. Die Vitamine sind Mikronährstoffe (Nährstoffe ohne Kalorienwert) und spielen eine wichtige Rolle in der Ernährung. Man könnte sie aus einer anderen Sichtweise heraus auch als »Beleber« für den Organismus bezeichnen. Sie sind nämlich kleine, mit Energie beladene Wunderwirkstoffe der Natur, die im Stoffwechsel der Pflanzen, der Tiere und des Menschen alle lebenswichtigen Prozesse in Gang setzen und steuern. Grundsätzlich gilt:

- Vitamine sind essenzielle Wirkstoffe für Mensch und Tier.
- Sie müssen über die Nahrung aufgenommen werden.
- Sie sind sehr empfindlich und werden schnell durch Licht, Luft, Hitze, langes Lagern, Alkohol und Nikotin zerstört.

Aufgaben und Funktionen der Vitamine im Körper

- Vitamine sorgen grundsätzlich für das Funktionieren des Stoffwechsels. Sie sind am Kohlenhydrat-, Eiweiß- und Fettstoffwechsel beteiligt.
- Vitamine sind unverzichtbar zum Aufbau der Zellen, Blutkörperchen, Knochen und Zähne.
- Vitamine entfalten ihre unterschiedlichen Wirkungen in enger Wechselwirkung mit Enzymen, Mineralien und Hormonen.

Vitamine werden in zwei Gruppen unterteilt:

1. Fettlöslich = speicherbare Vitamine (E, D, K, A)
2. Wasserlöslich = nicht speicherbare Vitamine (C-, B-Gruppe)

Vitamine in Lebensmitteln

Sie kommen in den Lebensmitteln mengenmäßig zwar nur im Milli- und Mikrogramm-Bereich vor, also in sehr niedriger Dosierung, dennoch sind sie unerlässliche, das heißt essenzielle, lebenswichtige Nährstoffe, die von Mensch und Tier über die Nahrung aufgenommen werden müssen. Schon in kleinsten Spuren bewirken sie im Organismus Großes, denn werden Vitamine nicht regelmäßig und in ausreichender Menge durch die Ernährung dem Organismus zugeführt, fühlt sich der Mensch müde, lustlos und schlapp. Ein hoher Vitaminpegel im Blut und in den Zellen sorgt für den notwendigen Treibstoff, der viele wichtige Prozesse in Gang setzt. Ohne ihn läuft der Körper nur auf »Sparflamme«. Die Vitamine können als echte Multitalente bezeichnet werden, die sowohl Prozesse im Körper steuern als auch dazu beitragen, dass andere Nährstoffe, wie zum Beispiel Mineralien und Spurenelemente, besser aufgenommen und verwertet werden können. Vitamine sind kommunikationsfreudig und verbindungsoffen. Sie gehen Gemeinschaften mit Mineralien, Enzymen und Hormonen ein.

Wo finden wir die meisten Vitamine? In natürlich gewachsenen Lebensmitteln wie Obst, Gemüse, Salat, Nüssen, Mandeln, Samen, Kernen, Sprossen, dem vollen Korn, sowie im Fleisch und Fisch, in der Milch und deren Produkten. Für das Kriterium der Auswahl an vitaminreichen Lebensmitteln gilt, was auch in den Kapiteln Mineralien und Säure-Basen-Haushalt genannt wird. Am besten sind vitaminüberschüssige Lebensmittel wie frisches Obst, Gemüse und Salat. Sie sind als Vitaminlieferanten den Lebensmitteln aus tierischer Herkunft (Fleisch, Fisch, Milch und deren Produkte) überlegen, da in ihnen Vitamine überschüssig, das heißt ohne weitere Nährstoffe und Kalorienwerte wie Fett, Proteine und Kohlenhydrate vorkommen.

Merke

✓ Frisches Obst, Gemüse und Salat sind vitaminüberschüssige Lebensmittel.

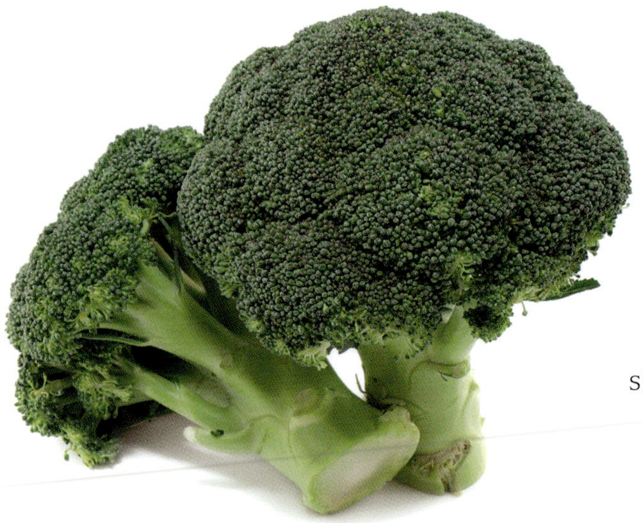

Frisches Gemüse und Salat können auch mengenmäßig unbeschränkt genossen werden. Essen Sie von diesen Lebensmitteln nach Herzenslust und so viel Sie wollen. Bei Obst jedoch ist dies nicht unbegrenzt empfehlenswert, da hier der Zuckeranteil des jeweiligen Obstes eine Rolle spielt und mitberücksichtigt werden muss.

Vitaminbedarf

Vitamine braucht der Körper in kleinen Mengen mehrmals am Tag.

Vitamine braucht der menschliche Organismus in Gramm gemessen nur recht wenig, aber er braucht sie regelmäßig. Anders ausgedrückt: Unsere Körperzellen signalisieren fortwährend Verlangen und Hunger nach Vitaminen. Daher empfiehlt es sich, Vitamine über den Tag verteilt mit jeder Mahlzeit zu sich zu nehmen. Denn nur über einen kontinuierlichen Nachschub können die 70 Billionen hungriger Zellen mit Vitaminen nachhaltig und ausreichend versorgt werden.

Achtung: Auf Vorrat können Sie die wasserlöslichen Vitamine (C und B) nicht zu sich nehmen, denn die nicht verwertete Menge wird sofort wieder ausgeschieden! Ohne Vitamine würden die Körperzellen übrigens »verdorren«, so wie Blumen ohne Wasser. Da die Vitamine an so vielen Stoffwechselvorgängen im Körper beteiligt sind, hat der Organismus auch ein extra »Eilbotensystem« für Vitamine entwickelt. Sie werden aus dem Magen-Darm-Trakt viel schneller herausgelöst als andere Nährstoffe und viel schneller über das Blut zu den Zellen geschickt.

Leistungsschwäche ist oft eine Schutzfunktion des Körpers, der seine Leistung ganz einfach vorbeugend auf »Sparflamme« setzt.

Empfohlener Tagesbedarf an Vitaminen

Der tatsächliche Verbrauch von Vitaminen hängt von vielen ganz unterschiedlichen Faktoren ab, und das sind:

1. Alter
2. Geschlecht
3. Einnahme von Medikamenten, Alkohol, Nikotin und anderen Drogen sowie Genussmitteln aller Art
4. Anhaltende Stressfaktoren
5. Krankheit
6. Erhöhter Leistungsbedarf bei geistiger, seelischer und/oder körperlicher Aktivität

Kinder und Jugendliche haben insbesondere in den starken Wachstumsphasen einen erhöhten Bedarf an allen Vitalstoffen (Mineralien, Spurenelemente und Vitamine). Sie benötigen in dieser Zeit täglich fünf kleinere »Vitalmahlzeiten«. Diese Mahlzeiten sind reich an mineral- und vitaminüberschüssigen Lebensmitteln (siehe auch Säure-Basen-Haushalt, S. 135 ff.).

Frauen benötigen durch den Blutverlust bei der Menstruation mehr Vitamine, vor allem die Folsäure (Vitamin B9).

In der Schwangerschaft ist der Bedarf zahlreicher Vitamine und Mineralstoffe ebenfalls um ein Vielfaches höher. Es ist daher durchaus ratsam, bereits vor einer geplanten Schwangerschaft eine »Folsäurekur« zu machen, da ein Mangel an diesem wichtigen B-Vitamin die Gefahr einer Früh- und Fehlgeburt drastisch erhöht.

Bei der Verhütung werden Vitamine durch die Einnahme der Anti-Baby-Pille »verbraucht«, vor allem die B-Vitamine und Vitamin C. Für Frauen besteht also ein erhöhter Bedarf an diesen Vitaminen, um nicht in einen Mangel zu geraten.

Nach den Wechseljahren verlieren Frauen jährlich bis zu 1,5 Prozent ihrer Knochenmasse. Um dem entgegenzuwirken und den Einbau des benötigten Kalziums in die Knochen zu gewährleisten, ist Vitamin C unerlässlich. Vitamin D seinerseits, das der Körper zum Teil selbst mithilfe der Sonneneinstrahlung herstellen kann, sorgt wiederum für gute Verfügbarkeit von Vitamin C im Blut. So lassen sich durch geschicktes Kombinieren bei den Vitaminen unterstützende und gemeinschaftsbildende Faktoren positiv nutzen.

Bei einem vermehrten Leistungsbedarf, bedingt durch erhöhte geistige, seelische oder körperliche Beanspruchung, benötigt der Organismus eine erhöhte Zufuhr der Vitalstoffe (Mineralien, Spurenelemente und Vitamine). Vor allem das Gehirn will in diesen Hochleistungsphasen gut versorgt sein. Es fordert diese Versorgung auch gnadenlos ein. Bekommt es die für seine Arbeit wichtigen Nährstoffe nicht, drosselt es sofort seine Leistung auf ein Minimum herunter: Wir machen Fehler, leisten weniger, können uns schlecht konzentrieren, fühlen uns überdreht oder müde.

Gehirnzellen und Nerven lieben Vitamine

Antriebsarmut und Müdigkeit können ernste Warnzeichen für Vitamin-B-Mangel sein.

Bekommen die Gehirnzellen und Nerven zu wenig von dem köstlichen B-Vitamin Cholin, nimmt die Vergesslichkeit ein unangenehmes Ausmaß an. Bleibt der Mangel über viele Jahre bestehen, kann es zum massiven Abbau von Gehirnzellen kommen.

Die ersten Anzeichen einer beginnenden und sich ausweitenden Unterversorgung von Vitalstoffen (Mineralien, Spurenelemente und Vitamine) werden häufig nicht ernst genug genommen. Man tut sie gern als vorübergehende Antriebsarmut oder als ein vorübergehendes Tief ab. Die gebräuchlichen Aufputschmittel – wie zum Beispiel Kaffee, Cola oder das »süße Teilchen«, zu denen wir dann gerne greifen – erhöhen leider die sowieso schon vorhandene Mangelsituation an Mineralien und Vitaminen in den Zellen noch dramatisch (siehe Säure-Basen-Haushalt, S. 135 ff.).

Wenn Sie lange vor dem Bildschirm sitzen, sehr viel lesen oder den Tag in künstlichem Licht verbringen müssen, viel mit dem Auto fahren oder starker und langer Sonnenbestrahlung ausgesetzt sind, verbrauchen Ihre Augen extrem viel Vitamin A, C und E. Also auch hier für regelmäßigen Nachschub sorgen! Und siehe da: Mit einer Portion B-Vitaminen plus Vitamin C plus einer Portion pflanzlichem Eiweiß bringen Sie so manchen Durchhänger wieder in Schwung.

Merke

✓ Kaffee, Cola, Süßes, Alkohol und Nikotin verbrauchen eine Menge Vitalstoffe.

Vitamin A

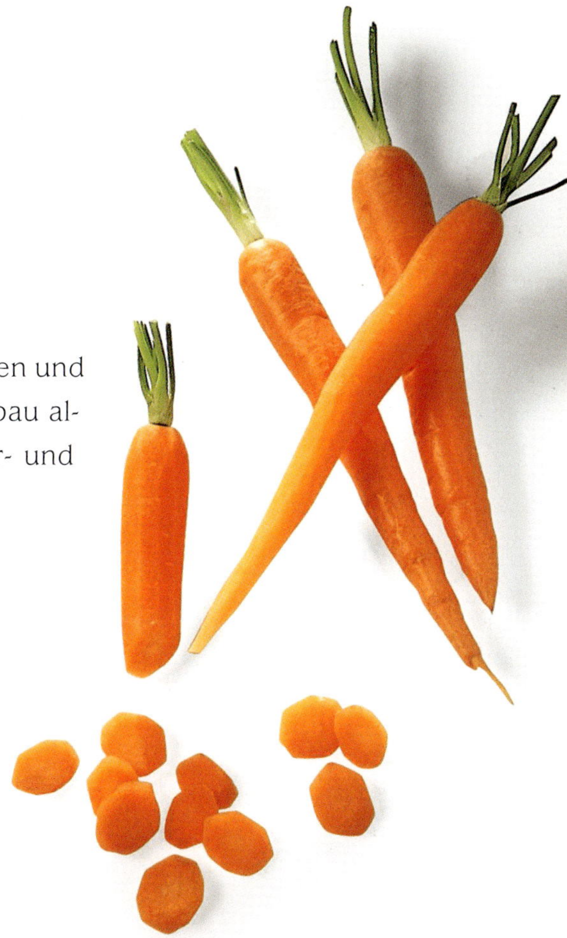

Vitamin A ist beteiligt am generellen Wachstum von Knochen und Zähnen, an der Sehkraft, am Immunsystem und dem Aufbau aller Schleimhäute. Es sorgt für schöne Haare, Haut, Finger- und Fußnägel.

Mangelbeschwerden

Brüchige und langsam wachsende Nägel, trockenes und brüchiges Haar, trockene Haut, Hautausschläge, Appetitmangel, häufige Infektionen, Nachtblindheit, Sehstörungen, Wachstumsstörung, Unfruchtbarkeit.

Gute Quellen für Vitamin A

Karotten, Fenchel, Kürbisse, Grünkohl, Brokkoli, Tomaten, Avocado, Blattspinat, Sellerie, Chicorée, rote Paprika, Petersilie, Brunnenkresse, Kopfsalat, grüne Erbsen, grüne Bohnen, getrocknete Aprikosen, getrocknete Feigen, Sanddornbeeren-Konzentrat, Eigelb, Olivenöl extra vergine.

Lebensmittel *100 g*	Vitamin A
Aprikosen, getrocknet	1589 µg
Karotten, frisch	1359 µg
Sanddornbeeren-Konzentrat	1246 µg
Petersilie	902 µg
Feigen, getrocknet	783 µg
Fenchel	783 µg
Blattspinat	723 µg
Brunnenkresse	692 µg
Chicorée	572 µg
Sellerie	483 µg
Gemüsepaprika, rot	354 µg

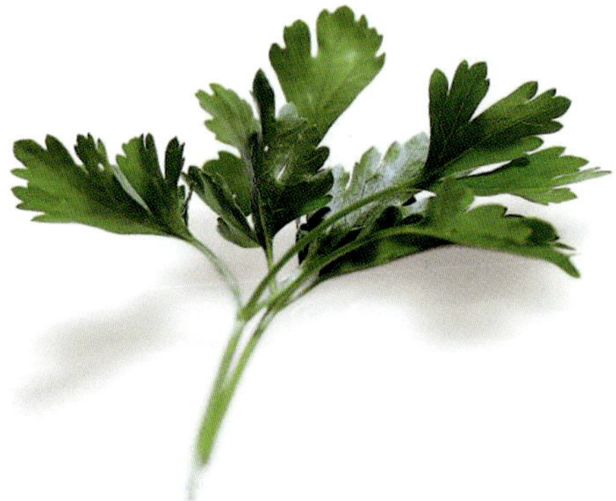

Empfohlener Tagesbedarf an Vitamin A*

von 25 bis 65 Jahren

Frau	800 µg
Mann	1000 µg

1 kg = 1000 g
1 g = 1000 mg
1 mg = 1000 µg

Vitamin A kann in der Leber und im Darm gespeichert werden. Durch natürliche Lebensmittel kann es zu keinerlei Überdosierung von Vitamin A kommen.

Vitamin B

Beim Vitamin B handelt es sich um eine Vitamingruppe mit acht wasserlöslichen Vitaminen. Ich beziehe mich im Folgenden jedoch ausschließlich auf die B-Vitamine 1, 2, 6 und 9, da sie im Zusammenhang mit der Ernährung eine wichtige Rolle spielen. B-Vitamine sind beteiligt an: Eiweiß-, Fett- und Kohlenhydrat-Verwertung, Eisenstoffwechsel, Gehirn und Ner-

*DACH Referenzwerte für die Nährstoffzufuhr der *Deutschen Gesellschaft für Ernährung DGE, Österreichischen Gesellschaft für Ernährung ÖGE, Schweizer Gesellschaft für Ernährungsforschung SGE*

vensystem, Produktion der Magensäure, Produktion von roten Blutkörperchen, Immunsystem, Zellenergie, Haarwuchs, Nerven- und Sehkraft, Balancierung des Blutzuckerspiegels und des Wasserhaushaltes, Herz-Kreislaufsystem, psychische Stimmungslage. Die Gruppe der B-Vitamine kommt sowohl in tierischen als auch in pflanzlichen Lebensmitteln vor. Eine Ausnahme stellt Vitamin B_{12} dar, das in pflanzlichen Lebensmitteln nicht enthalten ist – es wird ausschließlich von Mikroorganismen synthetisiert und findet sich vor allem in Leber, Fleisch, Eiern und Milch. Da die Darmflora Vitamin B_{12} synthetisiert, verfügen auch strikte Vegetarier in der Regel über ausreichende Mengen dieses Vitamins. Deshalb führe ich es hier nicht einzeln auf.

Gehirn und Nerven lieben B-Vitamine.

Mangelbeschwerden

Müdigkeit, Konzentrationsschwäche, Angstzustände, depressive Verstimmungen, nervöse Gereiztheit, Kreislaufstörungen, Taubheit in Armen und Beinen, Arthritis, Muskelschwäche, Immunschwäche, Lichtempfindlichkeit, Mundwinkelentzündung, übler Körpergeruch.

Gute Quellen für B-Vitamine

Sojabohnen, Sojalecithin, Mandeln, Walnüsse, Cashewkerne, Bananen, getrocknete Feigen, Sanddornbeeren-Konzentrat, Spinat, Algen, grüne Erbsen, Avocado, Blumenkohl, Fenchel, Endiviensalat, Zwiebeln, Geflügel, Muskelfleisch, Fisch, Eigelb, Vollmilch, Vollkorngetreide, Getreideflocken, Buchweizen, Vollkornbrot, Quinoa (glutenfrei).

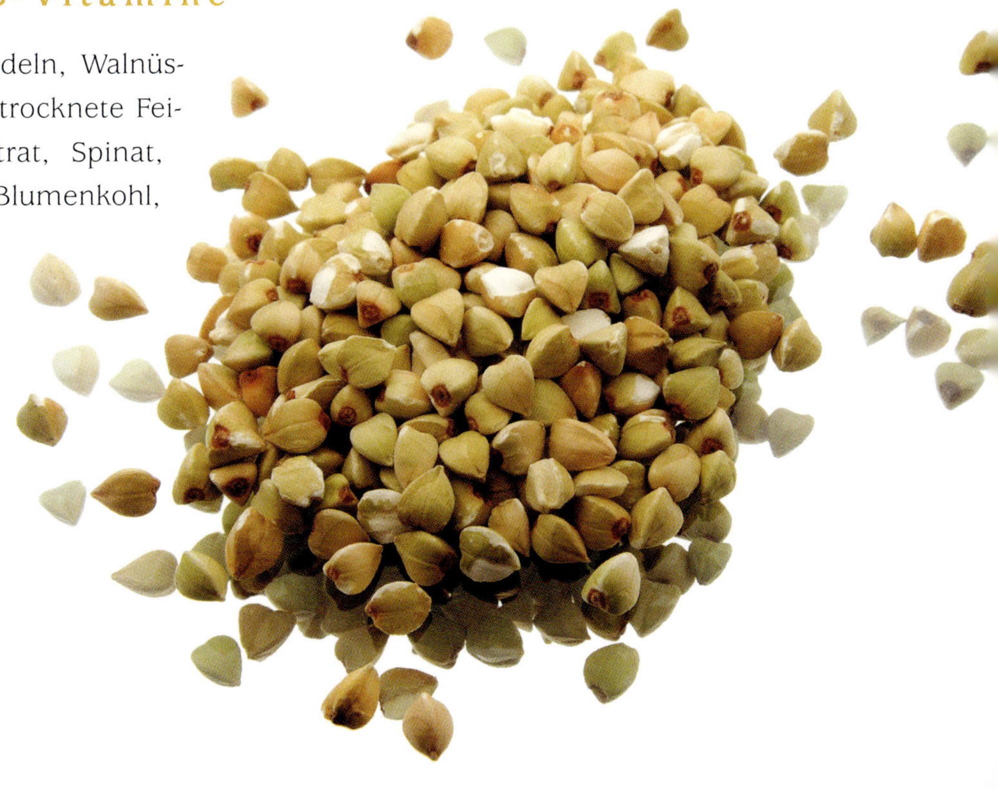

Lebensmittel 100 g	Vitamin B1 *(Thiamin)*	Vitamin B2 *(Riboflavin)*	Vitamin B6 *(Pyridoxin)*	Vitamin B9 *(Folsäure)*
Getreideflocken	0,6 mg	0,2 mg	0,2 mg	11,0 µg
Feigen, getrocknet	0,2 mg	0,0 mg	0,4 mg	17,0 µg
Buchweizen	0,2 mg	0,2 mg	0,6 mg	30,0 µg
Algen, frisch	0,2 mg	0,3 mg	0,0 mg	108,0 µg
Fenchel	0,2 mg	0,1 mg	0,1 mg	76,0 µg
Endiviensalat	0,1 mg	0,1 mg	0,1 mg	18,6 µg
Blumenkohl	0,1 mg	0,1 mg	0,1 mg	35,0 µg
Zwiebeln	0,0 mg	0,0 mg	0,1 mg	15,4 µg
Vollkornbrot	0,1 mg	0,1 mg	0,2 mg	15,0 µg
Sanddornbeeren-Konzentrat	0,1 mg	0,9 mg	0,5 mg	34,0 µg

Empfohlener Tagesbedarf* an

	Vitamin B1	Vitamin B2	Vitamin B6	Vitamin B9
Frau von 25 bis 65 Jahren	1,0 mg	1,2 mg	1,2 mg	400 µg
Mann von 25 bis 51 Jahren	1,2 mg	1,4 mg	1,5 mg	400 µg
Mann von 51 bis 65 Jahren	1,1 mg	1,3 mg	1,5 mg	400 µg

Die B-Vitamine können im Körper nicht gespeichert werden. Durch natürliche Lebensmittel kann es deshalb zu keinerlei Überdosierung kommen, da der Körper überschüssige B-Vitamine über den Urin ausscheidet.

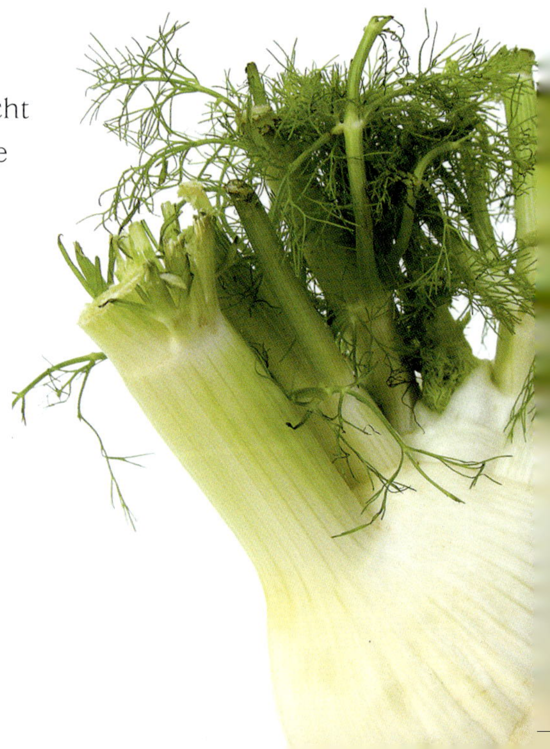

*DACH Referenzwerte für die Nährstoffzufuhr der *Deutschen Gesellschaft für Ernährung DGE, Österreichischen Gesellschaft für Ernährung ÖGE, Schweizer Gesellschaft für Ernährungsforschung SGE*

Vitamin C

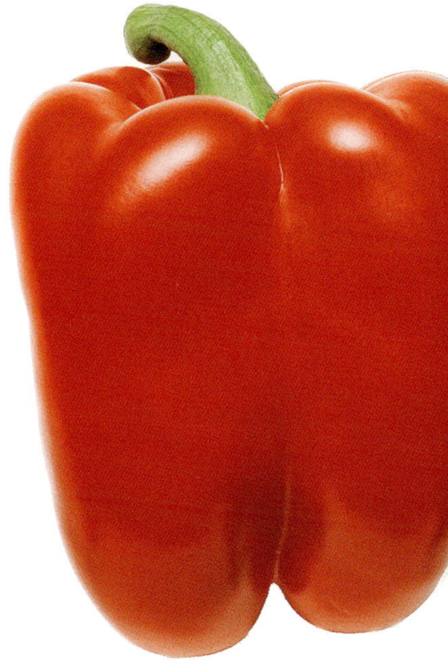

Vitamin C ist beteiligt an der Aktivierung der Immunfunktionen und des Kalzium-Stoffwechsels, am Aufbau des Bindegewebes, der Blutgefäßwände, des Zahnfleisches, der Haut, der Haare, an der Fettverwertung, Sehstärke, positiven Stimmungslage, Stärkung der Nerven, Konzentrationsfähigkeit, Stressbewältigung; und es sorgt für guten Schlaf.

Mangelbeschwerden

Zahnfleischbluten, häufige Erkältungen, Schleimhaut-Entzündungen, Krampfadern, Übergewicht, Müdigkeit, Nervenschwäche, Konzentrationsmängel, depressive Verstimmungen, Schlafstörung, Haarausfall, Sehschwäche, Falten, Runzeln, Krähenfüße.

Gute Quellen für Vitamin C

Sanddornbeeren, Holunderbeeren, Papaya, Kiwi, Orange, Zitrone, Grapefruit, Apfel, Himbeeren, getrocknete Feigen, getrocknete Aprikosen, rote Paprika, Fenchel, Chicorée, Rüben, Zwiebeln, Spinat, Brokkoli, Blumenkohl, grüne Erbsen, Kohlrabi, Tomaten, Artischocken, Petersilie, Sojabohnen und deren Produkte.

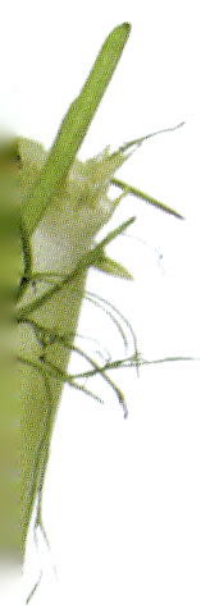

Lebensmittel	Vitamin C
100 g	
Sanddornbeeren-Konzentrat	1415 mg
Petersilie	166 mg
Gemüsepaprika, rot	140 mg
Fenchel	93 mg
Papaya	82 mg
Blumenkohl	73 mg
Kiwi	71 mg
Orange	50 mg
Aprikosen, getrocknet	43 mg

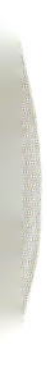

Empfohlener Tagesbedarf an Vitamin C*

Von 25 bis 65 Jahren	
Frau	100 mg
Mann	100 mg

Vitamin C kann im Körper nicht gespeichert werden. Durch natürliche Lebensmittel kommt es zu keinerlei Überdosierung, da der Körper überschüssiges Vitamin C über den Urin ausscheidet.

Vitamin D

Sonne und Vitamin D sind wie ein Liebespaar. Sie brauchen sich.

Das Vitamin D spielt im Reigen der Vitamine eine ganz besondere Rolle. Biochemiker halten dieses Vitamin eigentlich mehr für ein Hormon als für ein Vitamin, da es auf eine interessante Art und Weise anders ist als alle anderen Vitamine. Wir produzieren Vitamin D selbst nicht, wie andere Vitamine im Darm, sondern in der Haut. Hier werden die Vitamin-D-Moleküle von der Sonne angeregt und wandern dann übers Blut zu unseren Zellen, wo sie vitalisierende Impulse auslösen. Ein Leben ohne bzw. mit wenig Sonne, wie zum Beispiel in den langen Wintermonaten, macht uns daher meist müde, konzentrationsschwach und trübt die Stimmung. Die Hauptaufgabe von Vitamin D aber ist es, die Aufnahme und den Einbau von Kalzium in die Knochen und Zähne zu unterstützen und darüber zu wachen, dass der Kalziumwert im Blut stabil bleibt. Vitamin D ist fettlöslich und kann somit im Organismus gespeichert werden.

Mangelbeschwerden

Brüchige Knochen, schlechte Zähne, schwache Nerven, Verspanntheit, schwaches Immunsystem, Schlafstörungen, vergrößerte Gelenke an Knie, Knochen und Hand, depressive Verstimmungen, Kurzsichtigkeit.

*DACH Referenzwerte für die Nährstoffzufuhr der *Deutschen Gesellschaft für Ernährung DGE, Österreichischen Gesellschaft für Ernährung ÖGE, Schweizer Gesellschaft für Ernährungsforschung SGE*

Gute Quellen für Vitamin D

In Jahrmillionen hat der Mensch über die Sonne, die UV-Strahlen, seinen Vitamin-D-Bedarf mühelos gedeckt. Menschen, die sich jedoch überwiegend in geschlossenen Räumen aufhalten, müssen ihren Bedarf über die Nahrung decken. Hier sind die fetten Fische wie Hering, Makrele und Lachs die besten Vitamin D-Lieferanten.

Lebensmittel	Vitamin D
100 g	
Hering	26,0 µ
Makrele	24,0 µ
Lachs	16,3 µ
Steinpilze	3,1 µ
Vollkorngetreide	3,0 µ
Champignons	1,9 µ

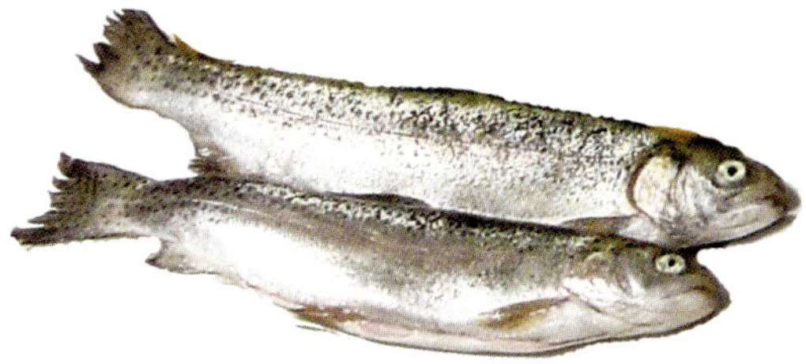

Empfohlener Tagesbedarf an Vitamin D*

Wenn praktisch keine oder wenig Sonnenaufnahme stattfindet, brauchen Kinder, Jugendliche und Erwachsene täglich zwischen 5 bis 10 µ Vitamin D.

Vitamin E

Vitamin E sorgt dafür, dass die Schutzfunktionen des Körpers vor freien Radikalen aufrechterhalten werden (siehe S. 130). Es ist ferner beteiligt an gesunder Blutbildung, der Blutgerinnung, Zellatmung und Sehkraft. Es beugt bei Entzündungen und Arteriosklerose vor und hilft, ein hohes Lebensalter zu erreichen.

*DACH Referenzwerte für die Nährstoffzufuhr der *Deutschen Gesellschaft für Ernährung DGE, Österreichischen Gesellschaft für Ernährung ÖGE, Schweizer Gesellschaft für Ernährungsforschung SGE*

Mangelbeschwerden

Sehschwäche, Leistungsschwäche, Müdigkeit, Konzentrationsschwäche, nervöse Reizbarkeit, Entzündungen im Verdauungstrakt, Unfruchtbarkeit, Altersflecken, welke Haut, schlecht heilende Wunden.

Gute Quellen für Vitamin E

Vitamin E beugt dem vorzeitigen Alterungsprozess vor.

Natives Sonnenblumenöl, natives Olivenöl, Sojaöl, Walnussöl, Walnüsse, Mandeln, Studentenfutter, Sanddornbeeren-Konzentrat, Algen, Fenchel, rote Paprika, Vollkorngetreide, Sojaaufschnitt, Butter, Vollmilch, Eigelb, Shrimps.

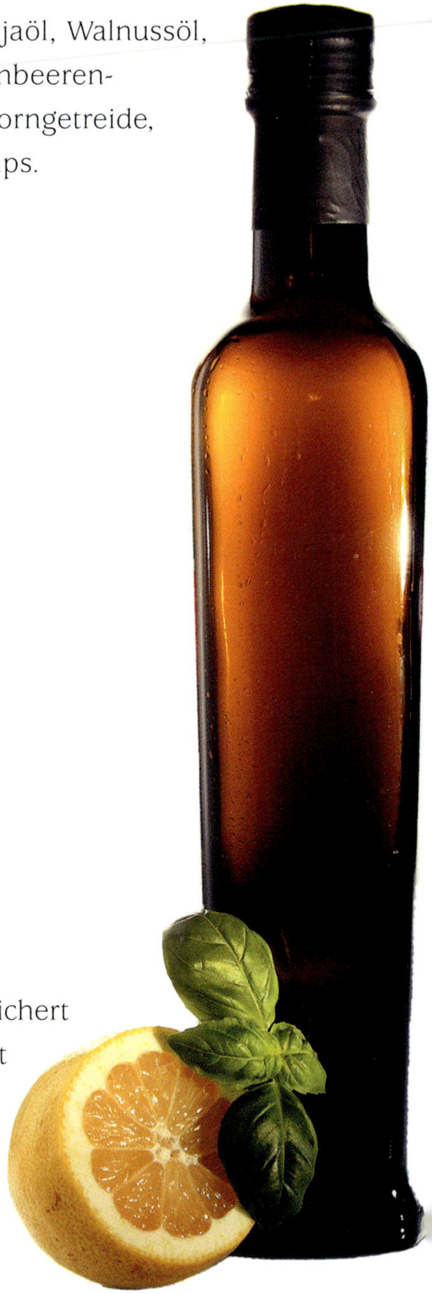

Lebensmittel *100 g*	**Vitamin E**
Walnussöl	50,0 mg
Olivenöl	12,1 mg
Studentenfutter	8,4 mg
Sojaaufschnitt	7,2 mg
Fenchel	6,0 mg
Shrimps	3,8 mg
Gemüsepaprika rot	2,9 mg
Sanddornbeeren-Konzentrat	2,5 mg
Butter	2,0 mg

Empfohlener Tagesbedarf an Vitamin E*

Frau	von 25 bis 65 Jahren	12 mg
Mann	von 25 bis 51 Jahren	14 mg
Mann	von 51 bis 65 Jahren	13 mg

Vitamin E kann in der Leber und im Darm gespeichert werden. Durch natürliche Lebensmittel kommt es zu keinerlei Überdosierung von Vitamin E.

*DACH Referenzwerte für die Nährstoffzufuhr der *Deutschen Gesellschaft für Ernährung DGE, Österreichischen Gesellschaft für Ernährung ÖGE, Schweizer Gesellschaft für Ernährungsforschung SGE*

Vitamin K

Vitamin K wird entweder über die Nahrung aufgenommen oder durch Darmbakterien selbst gebildet. Es ist beteiligt an der Produktion des Blutgerinnungsstoffes Prothrombin, der in den Leberzellen hergestellt wird. Ferner hilft Vitamin K dabei, Kalzium und Vitamin D in den Stoffwechsel der Knochen, des Bindegewebes und der Nieren einzubauen.

Mangelbeschwerden

Verminderte Blutgerinnungsfähigkeit, Blutungen im Magen-Darm-Trakt, in der Muskulatur, in der Nasenschleimhaut, Menstruationsbeschwerden, Müdigkeit.

Gute Quellen für Vitamin K

Grüne Blattsalate und grünes Blattgemüse, Eigelb.

Ein gesunder Darm ist die Voraussetzung für die Aufnahme und die Bildung von Vitamin K.

Lebensmittel *100 g*	**Vitamin K**
Grünkohl	500 µg
Spinat	350 µg
Rosenkohl	230 µg
Feldsalat	200 µg
Kopfsalat	120 µg

Empfohlener Tagesbedarf an Vitamin K

Der tatsächliche Bedarf an Vitamin K ist noch weitgehend unbekannt. Da Vitamin K zu den fettlöslichen Vitaminen gehört, ist seine Aufnahme im Darm von den dort vorhandenen Fettsäuren abhängig. Wenn die Nahrung aus grünen Gemüsen, Salaten und guten Pflanzenölen besteht, kann der tägliche Vitamin K-Bedarf gut gedeckt werden.

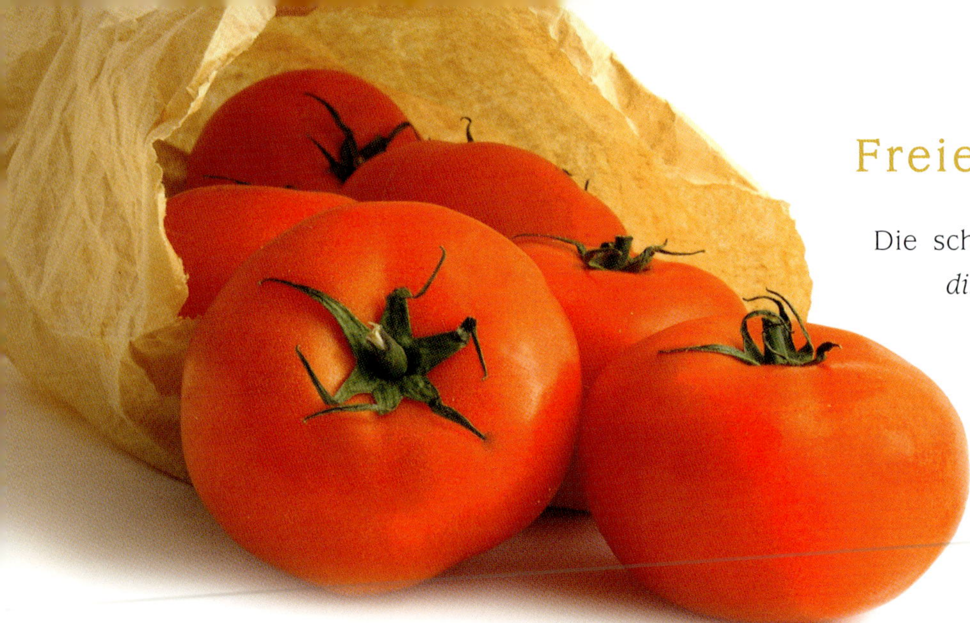

Freie Radikale

Die schädliche Wirkung der *freien Radikalen* (freie Radikale sind Sauerstoffverbindungen, die bei der Atmung im Organismus gebildet werden) beruht auf ihrer chemischen Struktur: Sie haben eine freie Bindungsstelle und sind dadurch ständig auf der Jagd, um diese freie Bindungsstelle zu besetzen. Ein durchaus verständliches Anliegen, denn in einem intakten Organismus ist dies durchaus im Sinne der Gesundheit, da die Radikalen auf diese Weise auch schädliche Viren und Bakterien »fangen«. Darüber hinaus gibt es jedoch eine Reihe von Faktoren, die zu einer erhöhten Produktion von freien Radikalen führen: UV-Bestrahlung, Ozon, Umweltgifte, emotionaler Stress, unausgewogene Ernährung, übermäßige körperliche Anstrengung, Alkohol, Rauchen, Medikamente, akute und chronische Krankheiten. Durch die so vermehrt gebildeten freien Radikalen ist unser Organismus einer enorm hohen Belastung ausgesetzt, da die freien Radikalen nun zu einer regelrechten Plage werden und versuchen, »mangels Beute« nun die Zellen zu attackieren.

Ein gangbarer Weg aus dieser Belastung liegt in einer gesunden Ernährung, welche die Zellen vor dem Angriff der freien Radikalen schützt. Dies gelingt besonders gut mit den Vitaminen A, B, C und E sowie mit den sekundären Pflanzenstoffen – auch *Antioxidantien* genannt –, die die Zellen und Gefäße vor dem »oxidativen Stress« schützen. Wir sollten also stets auf eine entsprechend ausreichende Versorgung achten.

Merke

- ✓ Die Pflanze schützt sich vor Oxidation und Krankheiten durch Farb-, Geschmacks- und Gerbstoffe in den äußeren Schichten der Schale und in den Kernen.

Sekundäre Pflanzenstoffe – Schutzstoffe der Natur

Mehrere Tausend bioaktive Stoffe, also für das Leben wichtige Stoffe, stecken in unseren pflanzlichen Lebensmitteln. 300 dieser Stoffe sind heute bekannt, etwa 100 davon näher erforscht. Von Wissenschaftlern werden diese Stoffe, die ganz unterschiedlichen chemischen Stoffklassen angehören, *sekundäre Pflanzenstoffe* genannt. Sekundär deshalb, weil sie im sekundären Stoffwechsel der Pflanzen gebildet werden. Im primären Stoffwechsel bilden sie Kohlenhydrate, Proteine und Fette, die der unmittelbaren Versorgung der Pflanzen dienen. Die sekundären Pflanzenstoffe hingegen sind beispielsweise für die Abwehr von Schädlingen oder für die Regulierung des Pflanzenwachstums zuständig. Meist kommen sie nur in kleinen Mengen vor. Sekundäre Pflanzenstoffe sind auch für die gelbe oder rote Farbe in Obst und Gemüse, für den Geruch, das Aroma und für den intensiven Geschmack verantwortlich. Dass diese Stoffe auch eine erhebliche Rolle für unsere Gesundheit spielen, ist erst seit knapp 20 Jahren bekannt.

Trotz der geringen Mengen können wir einige sekundäre Pflanzenstoffe riechen, sehen oder schmecken.

Sekundäre Pflanzenstoffe schützen auch den Menschen. Sie unterstützen besonders:

- das Herz-Kreislauf-System,
- den Fettstoffwechsel,
- das Immunsystem.
- Wie bereits erwähnt, bieten sie antioxidativen Schutz für Zellen und Gefäße.

Wichtig

✓ Die Wirkung von Vitamin C kann um das bis zu Zehnfache durch die sekundären Pflanzenstoffe erhöht werden! Sekundäre Pflanzenstoffe (Flavonoide) sind unter anderem enthalten in Kakao, Tomaten, Karotten, rotem Beerenobst, Gemüse, grünem Pfeffer, Zwiebeln und Buchweizen.

Gute Quellen für sekundäre Pflanzenstoffe

Kakao, Heidelbeeren, Himbeeren, rote Weintrauben, Granatäpfel, Zwiebeln und Blattsalate.

Die gute Nachricht für Weinliebhaber

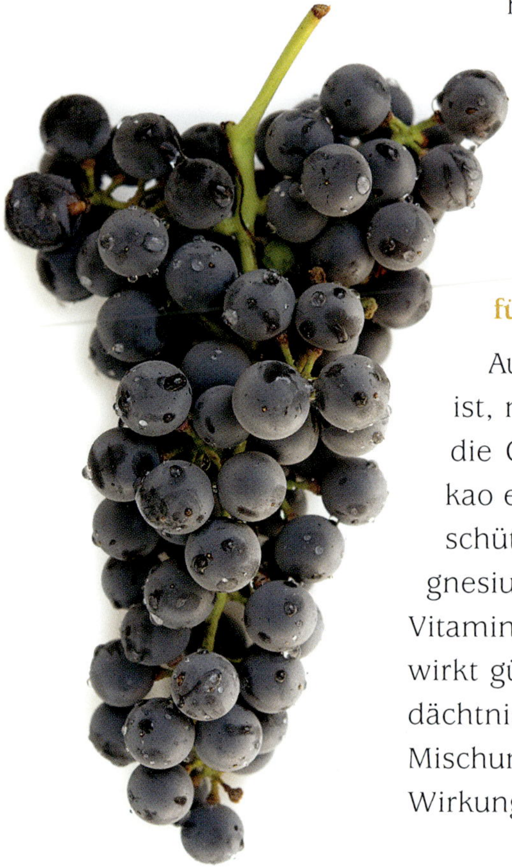

Ein gutes Glas Rotwein enthält auch die begehrten Schutzstoffe (Polyphenole). Dazu gehört auch das mittlerweile bekannte Resveratrol. Der höhere Gehalt an Polyphenolen im Rotwein im Vergleich zum Traubensaft und zum Weißwein beruht auf dem Fermentierungsprozess, der mehr der kostbaren Stoffe aus den Schalen auslöst. Viele französische und italienische Rotweine enthalten bis zu 6 mg der Polyphenole pro Liter.

Noch eine gute Nachricht für Schleckermäulchen

Auch ein Süßtrunk kann gesund sein – und wenn es Kakao ist, macht er auch noch glücklich. Das stimmt tatsächlich. Denn die Grundsubstanz, die Schokolade, hat es wirklich in sich. Kakao enthält viel Flavonol, einen Pflanzenwirkstoff, der die Gefäße schützt. Doch die Kakaobohne hat auch noch die Mineralien Magnesium, Kalzium und sehr viel vom Spurenelement Eisen sowie Vitamin E und alle acht essenziellen Aminosäuren zu bieten. Kakao wirkt günstig auf die Hormone, er macht wach und fördert die Gedächtnisleistungen. Also alles zusammen eine wahrhaft exklusive Mischung! Probieren Sie es selbst aus. Sie werden die wohltuende Wirkung spüren und schätzen.

Zubereitung:

3 TL schwach entölter, ungesüßter Kakao
½ TL Zimt (Ceylon)
½ TL Galgant (Hildegard-von-Bingen-Gewürz)
¼ TL Kardamom
1 TL Honig

Das Ganze mit heißem Wasser oder heißer Milch, Sojamilch oder Hafermilch in einer Tasse anrühren und Schluck für Schluck trinken. Genießen Sie's!

Essen Sie sich noch schöner

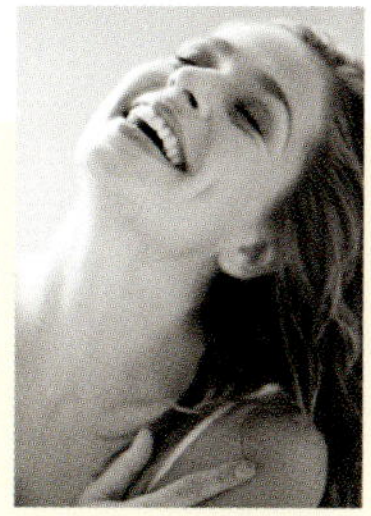

Wenn Durchhänger und Heißhunger auf Süßes Sie am Nachmittag überfallen, naschen Sie zur Abwechslung mal ein paar Mandeln oder eine Handvoll Studentenfutter, ein paar getrocknete Feigen, eine Kiwi oder eine Banane! Ganz besonders hilfreich bei Müdigkeit und Abgeschlagenheit – und zudem ausgesprochen lecker – ist eine Papaya-Frucht. Sie verdient es, geehrt zu werden, da sie so viele gute Eigenschaften und vor allem den Stoff Papain besitzt, der sowohl antibakteriell und entzündungshemmend als auch verdauungsfördernd wirkt. Darüber hinaus wird durch die Papaya ganz besonders die Fettverbrennung angeregt, was wiederum positiv auf die Leberentgiftung wirkt. So kommt auf ganz spielerische Weise über die richtige Ernährung ein positiver Effekt zum anderen, was den gesamten Energiehaushalt wieder ankurbelt und nach oben bringt.

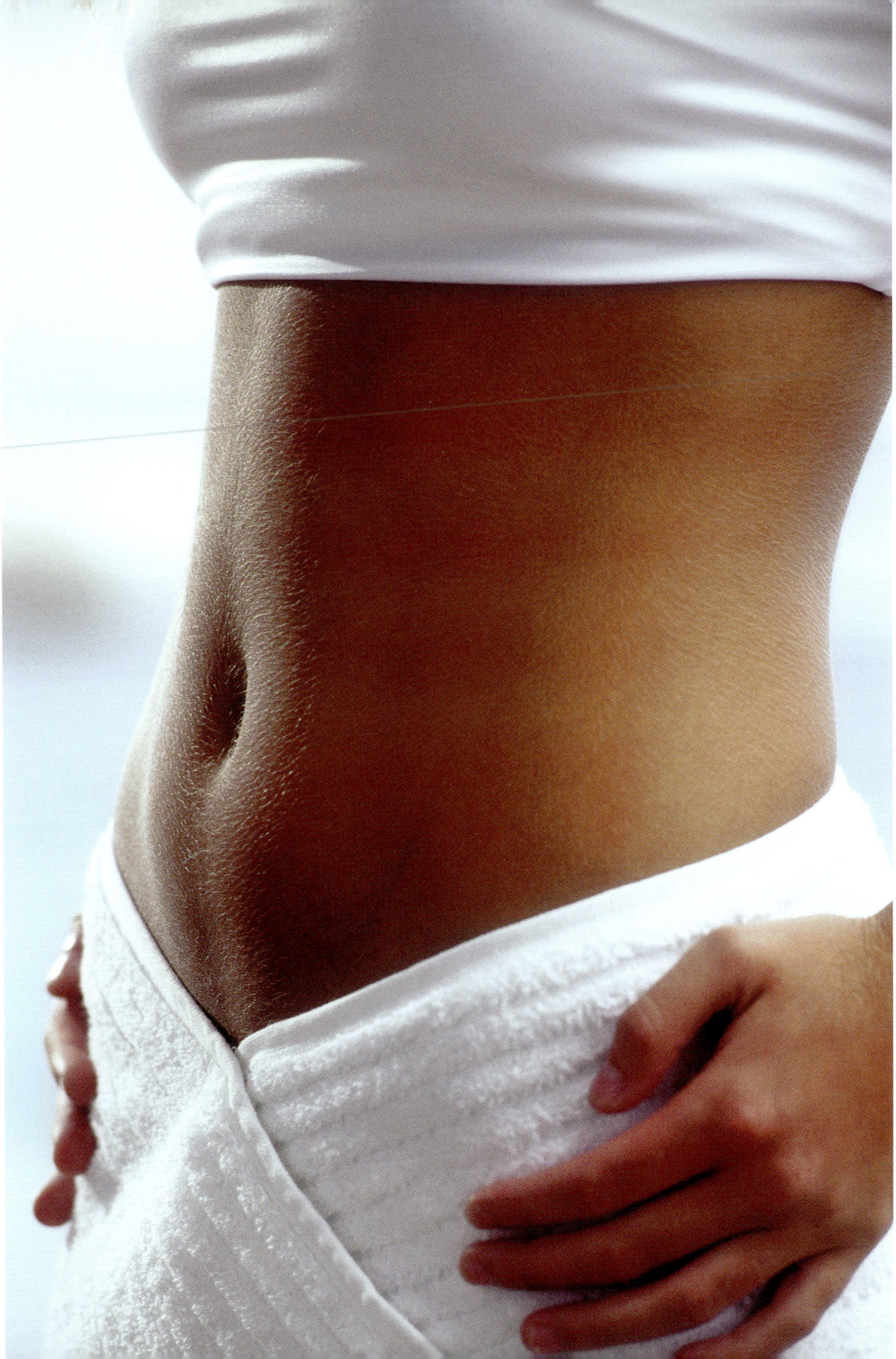

Säure-Basen-Haushalt

Zum Schluss dieses Buches möchte ich Sie noch mit dem Thema der Säuren und Basen in der Ernährung und dem sogenannten *Säure-Basen-Haushalt* des Körpers vertraut machen. Warum? Ganz einfach: Das Säure-Basen-Modell bietet eine gute und sehr anschauliche Möglichkeit, biologisch-chemische Vorgänge im Körper zu verstehen. Es geht um Folgendes:

Im Stoffwechsel des Körpers spielen sich Millionen von chemischen Vorgängen ab, die für unsere Gesundheit entscheidend sind. Wie effizient diese Stoffwechselvorgänge ablaufen und was sich daraus an gesundheitlichen Folgen für den gesamten Organismus ergibt, liegt ganz entscheidend an dem sogenannten Säure-Basen-Verhältnis, das sich durch die Stoffwechselvorgänge in den Körperflüssigkeiten und Geweben bildet. Dieses Säure-Basen-Verhältnis befindet sich normalerweise – das heißt bei einem gesunden Menschen – in einer guten Balance zwischen Säure und Basen. Daher spricht man hier auch von einem Säure-Basen-Gleichgewicht.

Warum das Säure-Basen-Gleichgewicht so wichtig ist

Unser Körper besteht aus unterschiedlichen Körperflüssigkeiten mit spezifischen pH Werten. PH (**P**ower of **H**ydrogen) ist ein Maß für die Stärke der sauren bzw. basischen Wirkung einer wässrigen Lösung, das numerische Werte von 0 (maximale Säure) über 7 (neutral) bis 14 aufweist (maximale basische Wirkung). Blut, Urin, Speichel, Verdauungsflüssig-

Basenbildende Nahrungsmittel

- Gemüse (frisch)
- Kartoffeln
- Sojabohnen
- Tofu
- Pilze
- Sprossen
- Blattsalate
- Frische Kräuter
- Algen und Gräser (Weizen-, Gersten- und Alfalfagras)
- Ingwer
- Frische Molke und Sahne
- Kuh-, Schafs- und Ziegenmilch (Vollmilch)
- Frisches reifes Obst und Dörrobst
- Birnendicksaft
- Mandeln
- Stille Mineralwässer
- Kräutertees
- Salz
- kaltgepresste Pflanzenöle

Interessant zu wissen ist es auch, dass die Basen über basische Mineralien wie Kalzium, Magnesium und Kalium gebildet werden, die einige Lebensmittel jeweils in den Körperflüssigkeiten »hinterlassen«. Dieses »Hinterlassen« oder das »Übrigbleiben der Basen« geschieht dadurch,

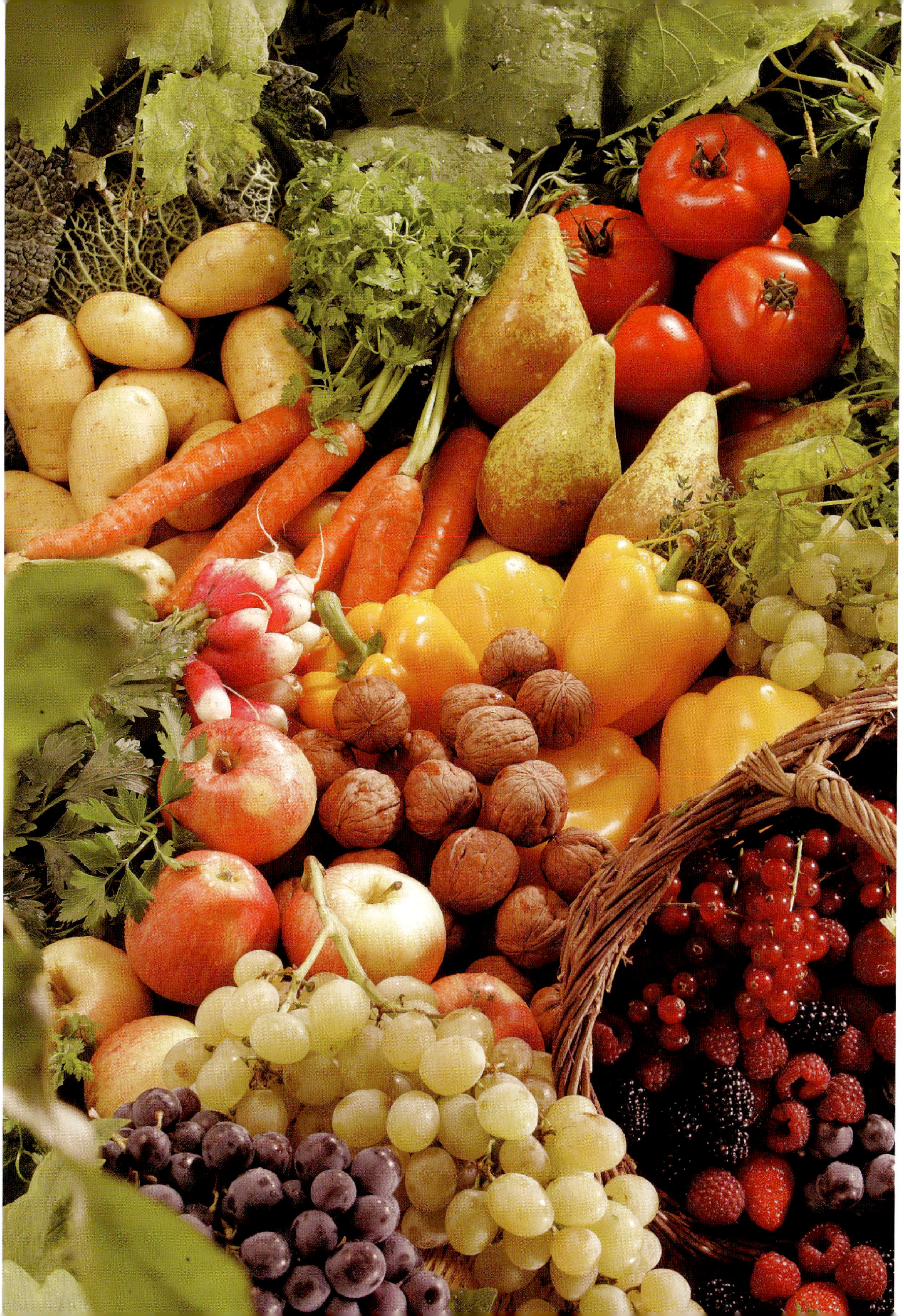

dass bestimmte Lebensmittel mehr basische Mineralien haben, als sie selbst für ihre eigene Verstofflichung benötigen. Deshalb sprechen wir dann von *basenüberschüssigen* Lebensmitteln oder von den *Basenlieferanten* des Körpers. Basenlieferanten sind: Frisches reifes Obst und Dörrobst, Blatt- und Wurzelgemüse, Salate, Kräuter, Kartoffeln, Pilze, Sprossen, Algen, Gräser und Gewürze. Werden die basischen Mineralien nicht für den Ausgleich der Säuren »verbraucht«, baut der Körper mit ihnen seine Zellen, Organe, Knochen und Gewebe auf.

Von *Säurelieferanten* sprechen wir, wenn das, was wir zu uns nehmen, einen Überschuss an sauren Mineralien wie Chlor, Fluor, Schwefel und Phosphor hinterlässt. Säurelieferanten sind: Fleisch und Wurst, Fisch und Meeresfrüchte, Eier, Käse, Milchprodukte, Obst und Gemüsekonserven sowie Fertiggerichte, Softdrinks und Genussgifte (Coffein, Alkohol, Kohlensäure).

Aus der Kategorie säurebildende Nahrungsmittel sind außerdem die Nahrungsmittel zu erwähnen, die ihrerseits zwar keine Säuren liefern, zu ihrer Verstofflichung jedoch viele Basen verbrauchen, da sie selbst keine Vitalstoffe mehr besitzen (siehe Kapitel Kohlenhydrate, S. 100 ff.). Dazu zählen hauptsächlich Nahrungsmittel aus den großen Gruppen der Zucker-, Back- und Teigwaren.

Wir haben die Wahl …

- Bei einer Ernährung, die sich hauptsächlich aus frischen Lebensmitteln wie Gemüse, Salaten, Kartoffeln, reifem Obst, Sprossen, kalt gepressten Ölen, kombiniert mit Getreide und Vollkornbrot, sowie wenig Fleisch, Fisch, Käse oder Ei zusammensetzt, besteht keine Gefahr einer Übersäuerung des Körpers, da bei einer solchen Ernährung viele »Basenlieferanten« zu sich genommen werden. Diese Ernährungsform bildet also ein Säure-Basen-Gleichgewicht.

- Bei einer Ernährung, die sich hauptsächlich aus Weißmehl- und Weißzuckerprodukten wie Brötchen, Gebäck, Nudeln, Pizza etc., kombiniert mit viel Fleisch, Wurst, Käse und/oder Fertiggerichten, zusammensetzt und bei der regelmäßig Sprudel, Limo, Cola, Bier, Sekt, Kaffee etc. getrunken wird, besteht eine Übersäuerung des Körpers. Diese Ernährungsform bildet also kein Säure-Basen-Gleichgewicht.

Das körpereigene Regulationssystem entzieht Zellen und Knochen die vorhandenen basischen Mineralien, um hauptsächlich den pH-Wert des Blutes aufrechterhalten zu können.

Gesundheitliche Folgen einer Übersäuerung

Wird über einen längeren Zeitraum »säureüberschüssig« gelebt, das heißt, zur Herstellung der Säure-Basen-Balance kommen keine Basenüberschüsse in Form von basischen Mineralien nach, behilft sich der Körper, indem er seine »eingelagerten« Reserven an basischen Mineralien verbraucht. Mit der Zeit beginnt durch diese Ausplünderung an basischen Mineralien eine Entmineralisierung der Zellen, der Gewebe und der Knochen. Denn sind die Vorräte aus den Zellen und Geweben aufgebraucht, muss das Kalzium aus dem Knochengerüst für die Neutralisierung der Säuren herhalten. Der Organismus entnimmt dafür zunächst von der Wirbelsäule und aus dem Becken Kalzium, danach aus allen Knochen. Einem voll ausgebildeten Knochen können 10 bis 40 Prozent seines Eigengewichts an Kalzium entnommen werden, bevor dieser Mangel auf den Röntgenbildern zu sehen ist.

Merke

✓ 1. Die wichtigsten Lebensmittel, um einen ausgeglichenen Säure-Basen-Haushalt zu erreichen, sind die Basenlieferanten, denn sie bringen den Basennachschub.

✓ 2. Die säurebildenden Nahrungsmittel verbrauchen Basen, sowie gegebenenfalls die körpereigenen Mineralien.

✓ 3. Die Säurelieferanten liefern Säure und verbrauchen die Basen sowie gegebenenfalls die körpereigenen Mineralien.

Verschiedene Stufen von Übersäuerung

Stufe 1

Müdigkeit, Magenprobleme, Sodbrennen, Verstopfung, schlechte Laune, Überempfindlichkeit, Antriebslosigkeit, allgemeine Unruhe, Nervosität, Unkonzentriertheit, Schlafprobleme, geringe Belastbarkeit, kalte Füße und Hände etc.

Stufe 2

Unser Körper zeigt uns immer, wenn ihm etwas fehlt.

Häufige Infektionen und Störungen des gesamten Stoffwechsels: Essstörungen, Heißhunger, Appetitlosigkeit, Übergewicht, Verpilzung, Parasiten, Hautprobleme, Akne, Allergien, depressive Verstimmungen, Kopfschmerzen, Hyperaktivität etc.

Stufe 3

Asthma, Gicht, Rheuma, Rückenschmerzen, Muskelverspannungen, Bandscheibenleiden, hoher Blutdruck, Hexenschuss etc.

Stufe 4

Durchblutungsstörungen, Herzerkrankungen, Gedächtnislücken etc.

Stufe 5

Nierenversagen, Herzinfarkt, Osteoporose, Tinnitus, Alzheimer, grüner und grauer Star, Schlaganfall, Krebs etc.

Im Jahr 2002 schrieb Dr. Uwe Gröber in seinem Buch *Orthomolekulare Medizin* (siehe Literatur): »8 Prozent der 20- bis 80-Jährigen leiden bereits an Diabetes (94 % sind Typ-2-Diabetiker). 1999 starben in Deutschland 404.900 Menschen an den Folgen von Herz-Kreislauf-Erkrankungen und 210.400 Menschen an Krebs. Besonders erschreckend: 51 Prozent der Deutschen sind übergewichtig! 6 bis 8 Millionen Menschen sind in Deutschland von Osteoporose betroffen. 10 Millionen Menschen leiden in Deutschland unter Erkrankungen des rheumatischen Formenkreises.

Bei der Entstehung dieser Krankheiten spielt die Ernährung eine zentrale Rolle. Schätzungen zufolge ist etwa die Hälfte aller Erkrankungen in den westlichen Industrienationen auf eine falsche Ernährung zurückzuführen.«

Was bei zunehmender Übersäuerung im Körper passiert

Wenn über einen längeren Zeitraum »säureüberschüssig« gelebt wird, findet eine zunehmende Verschlackung des Körpers statt. Unter Schlacken versteht man die neutralisierten überschüssigen Säuren, die nicht mehr ausgeschieden werden. Der Körper »schiebt« bei der Verschlackung diese zunächst »unschädlich« gemachten Säuren als ersten Schritt in das äußerste Bindegewebe ab. Ist das Bindegewebe in seiner Aufnahmekapazität erschöpft, verschlacken nach und nach die inneren Organe, Sehnen, Muskeln und Gelenke.

Der Säure-Basen-Ausgleich ist eine Schutzhandlung des Körpers.

Der gesamte Stoffwechsel sowie die Regenerations- und Wachstumsprozesse werden also durch die Verschlackung in ihren natürlichen Funktionen erheblich eingeschränkt. Das hat zur Folge, dass die Entzündungsreaktionen und die Verhärtung der Muskeln und Sehnen zunehmen. Wie Sie aus dem Kapitel Proteine bereits wissen (S. 38 ff.), besteht der Körper zu großen Teilen aus vielen verschiedenen Eiweißen. Eiweiße bilden unter anderem Muskeln, Sehnen, Gelenkknorpel und die Bandscheiben. All diese Körpereiweiße benötigen für ihre optimale Funktion ein ausgeglichenes Säure-Basen-Verhältnis. Ist der Mensch übersäuert, das heißt, die aufgenommene Nahrung hat mehr Säuren als Basen erzeugt, ziehen sich diese Körpereiweiße (Muskeln, Sehnen, Gelenkknorpel) zusammen und verlieren ihre Elastizität; sie werden steifer, starrer und damit auch funktionsuntüchtig. Übrigens: Auch das Herz ist ein Muskel!

Säuren und Basen sind die Vorder- und Rückseite einer Medaille.

Die Säureventile des Körpers

Vor Übersäuerung schützt sich der Körper mittels der sogenannten *Säureventile.* Die überschüssigen Säuren können dann auf folgende Arten entsorgt werden:

- *Trinken* ist eine sehr einfache Methode, um den Körper zu entgiften. Reines Wasser spült die Blutbahnen und die Nieren gut durch und befördert die Gifte nach draußen (siehe Kapitel Wasser, S. 30 ff.). Krautertees und reine Gemüsesuppen sowie frisch gepresste Gemüsesäfte helfen Schlacken abzubauen. Sie liefern einen wunderbaren Basennachschub (siehe Kapitel Mineralien, S. 68 ff.).
- Über die *Lunge* atmen wir Kohlensäure aus. Je tiefer wir ein- und ausatmen, umso höher ist die Menge der ausgeatmeten Säuren.
- Durch *Walking, Radfahren, Schwimmen und andere Sportarten* werden unsere Muskeln verstärkt beansprucht. Das regt den Blutkreislauf an und führt dazu, dass die Säuredepots in den Geweben aufgelöst und über die vertiefte Atmung ausgeschieden werden. An der frischen Luft ist die Wirkung durch die Sauerstoffzufuhr natürlich doppelt so gut.
- Über die *Haut* scheidet der Körper sehr viele Säuren in Form von aufgespalteten Salzen (schwitzen) aus. Bei stark übersäuerten Menschen ist daher der Schweißgeruch extrem unangenehm, bei nicht übersäuerten Menschen ist dies nicht der Fall.
- Auch über die *Monatsblutung* der Frau findet eine Entsäuerung statt.

Was ein ausgeglichenes Säure-Basen-Gleichgewicht bewirkt

- Die Knochen werden besser aufgebaut und bleiben in ihrer Dichte erhalten.
- Die Zellen sind gesund.

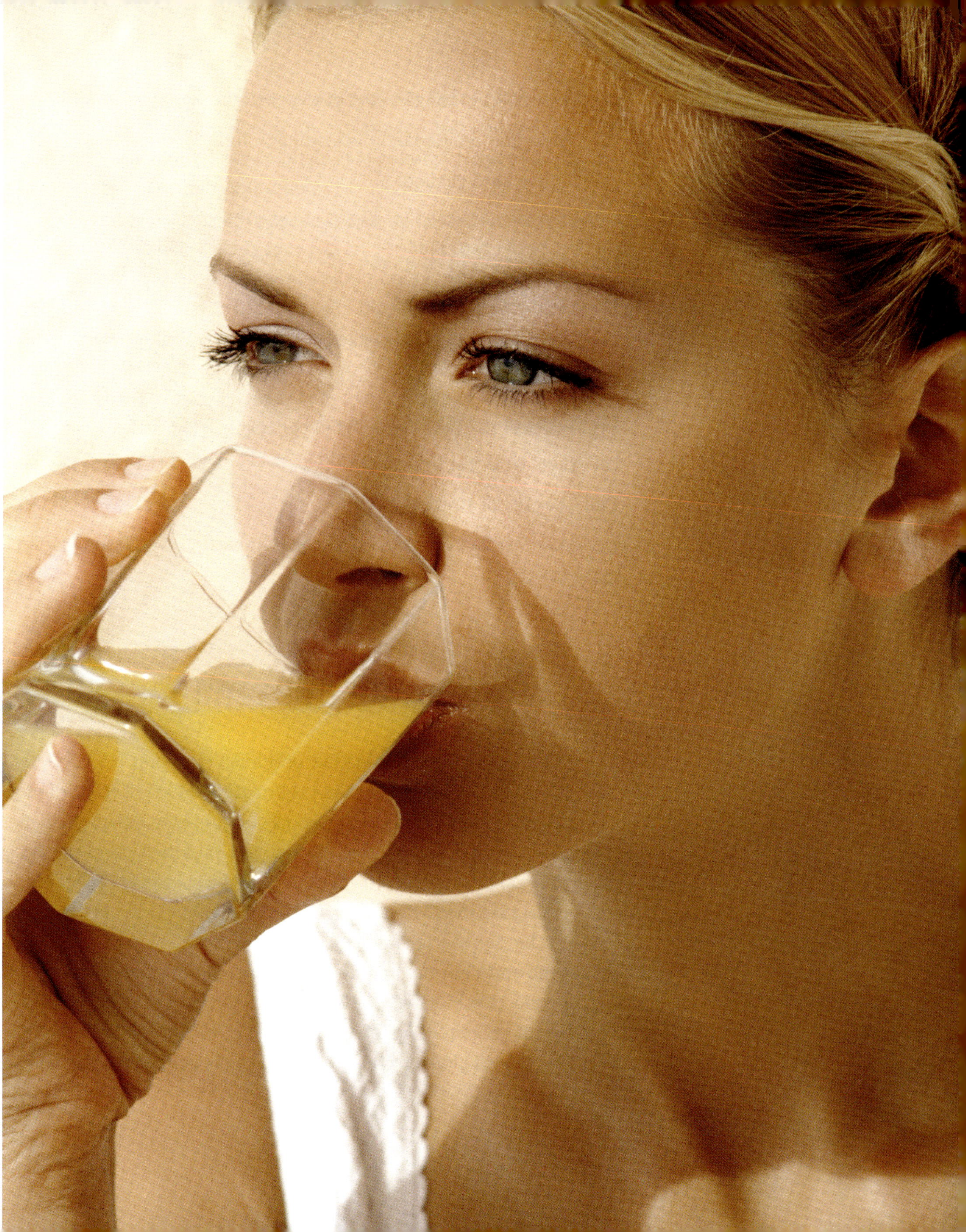

Zur Darstellung des Säuregrades dient die internationale pH-Skala von 0 – 14:

0	1	2	3	4	5	6	7	8	9	10	11	12	13	14
sauer							neutral					basisch		

Das biologische Gleichgewicht im Blut und in den meisten Körperflüssigkeiten und Körpergeweben liegt idealerweise bei pH 7,4.

Um den Säure-Basen-Status des Körpers festzustellen, gibt es die Messungen im Urin, im Blut und im Speichel. Diese Messungen sind Momentaufnahmen, deren Werte sich jedoch je nach verspeister Nahrung und eingenommenen Medikamenten verändern. Ihren momentanen Säure-Basen-Status können Sie im Urin mithilfe eines *Lackmus-Papiers* leicht feststellen. Diese Teststreifen gibt es in jeder Apotheke zu kaufen.

Auf den Ausgleich kommt es an

Wenn Ihnen die letzten Seiten aufgrund der geschilderten Folgen einer möglichen Übersäuerung »schrecklich« vorkamen und Sie nun vielleicht besorgt sind, darf ich Sie beruhigen: Sie haben sich ja bereits mit der 7-Essential-Ernährung ein neues Wissen angeeignet und damit beste Voraussetzungen geschaffen, tatkräftig einer Übersäuerung entgegenzuwirken. Sie haben die wunderbare Vielfalt basischer Lebensmittel und deren gesundheitsfördernde Wirkungen kennengelernt, mit deren Hilfe Sie Ihren Basenhaushalt täglich auffüllen und ausgleichen können. Sie sind damit in der Lage, das angestrebte, ausgeglichene Verhältnis von Säuren und Basen zu erreichen.

Dennoch möchte ich an dieser Stelle auch ganz deutlich sagen, dass wir Basen *und* Säuren brauchen, und ich will in jedem Fall vermeiden, dass sich ein Bild von den ausnahmslos »schlechten Säuren« und den ewig »guten Basen« festsetzt. Das sind gefährliche Vorstellungen, die schnell zu einseitigem Denken und Handeln führen können. Tatsächlich festzustellen bleibt jedoch, dass es eindeutig zu viele Säuren und zu wenige Basen in unserer modernen Ernährung gibt.

Säuren und Basen sind wie Yin und Yang, Schwarz und Weiß, Licht und Schatten. Sie sind wie die Vorder- und Rückseite einer Medaille. Für die Gesundheit und den Ausgleich Ihres Säure-Basen-Haushaltes behalten Sie also in Erinnerung, dass die Säuren ein Vielfaches an Basen für ihren Ausgleich benötigen.

Mit Hilfe der 7-Essential-Ernährung wird der Basenhaushalt aufgefüllt und ausgeglichen.

Ich bin des Öfteren gefragt worden, ob ich gegen Fleisch, Käse oder andere tierische Produkte sei, da ich diese natürlichen Lebensmittel in meinen Ernährungsempfehlungen so »schändlich« vernachlässige. Meine Antwort ist: Nein, das bin ich nicht. Tierische Produkte, in Maßen genossen und gut zubereitet, können köstlich und sehr lecker sein. Ich hoffe, mit dieser Aussage mögliche Missverständnisse aufgeklärt zu haben. Warum ich Ihnen in diesem Buch durch alle Kapitel hindurch die vielen pflanzlichen »Helfer« und weniger die tierischen Produkte empfehle, ergibt sich aus der Tatsache, dass Sie mit den pflanzlichen Lebensmitteln immer die ersehnten und die so dringend benötigten Basenlieferanten bekommen.

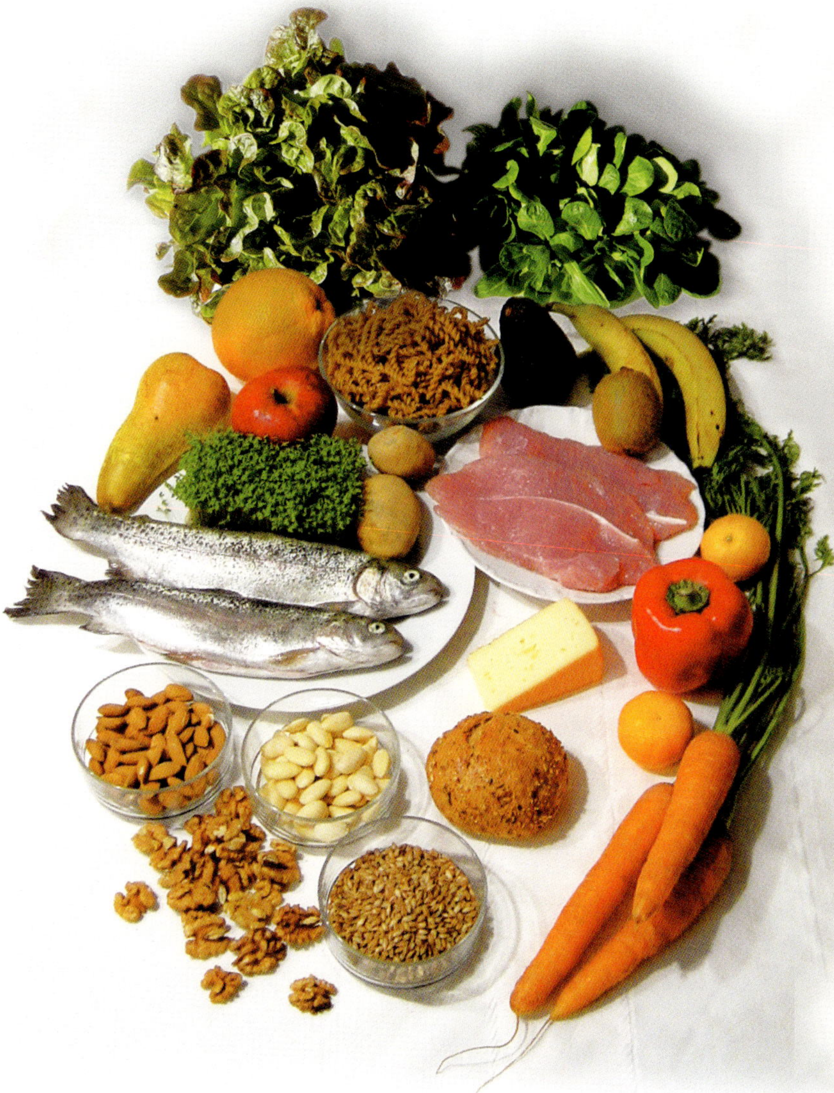

Die Zauberformel der

Bereiten Sie alles frisch zu.

Wählen Sie saisonale Abwechslung bei Ihren Lebensmitteln.

Verwenden Sie nur beste und frische Qualität.

Essen Sie täglich mehrmals frisches Gemüse/Salate/Obst.

Essen Sie täglich Samen, Kerne, Sprossen, Hülsenfrüchte, Getreide.

Essen Sie täglich 3 bis 4 Esslöffel kaltgepresstes Pflanzenöl.

Essen Sie täglich Omega-3-Fettsäuren.

Kombinieren Sie die 7 Essentials miteinander.

Verwenden Sie nur vollwertiges Speisesalz.

Trinken Sie täglich zirka 1 bis 2 Liter reines Wasser ohne Kohlensäure.

Meiden Sie raffinierten Zucker.

Meiden Sie raffiniertes Auszugsmehl.

Meiden Sie gehärtete Fette und raffinierte Öle.

Meiden Sie handelsübliches Speisesalz (Natriumchlorid).

Meiden Sie Fertiggerichte, Fertigsoßen, Instantdrinks, Limonaden.

7-Essential-Ernährung

Befreien Sie sich von Süchten und schädlichen Gewohnheiten.

Befreien Sie sich von Zwangsvorstellungen.

Befreien Sie sich von vernichtenden Urteilen.

Essen Sie regelmäßig.

Essen Sie in Ruhe.

Essen Sie mit Genuss.

Essen Sie mit Dankbarkeit.

Geben Sie das, was Ihnen gutgetan hat, auch an andere Menschen mit Geduld und Liebe weiter, auf dass es viele Menschen werden, die gesund und glücklich sind!

Qualität statt Quantität

Gesunde Lebensmittel brauchen zum Wachsen und Gedeihen gesunde Erde, reines Wasser und saubere Luft.

Was der Mensch an natürlichen Lebensmitteln zu essen und zu trinken bekam, konnte er über Jahrhunderte hinweg unvoreingenommen und vertrauensvoll zu sich nehmen. Noch vor zwei Generationen, also vor zirka 60 Jahren, war es unvorstellbar, dass Lebensmittel nicht gut für den Menschen sein könnten und dass durch ihren Verzehr auch Krankheiten entstehen oder begünstigt werden können. Diese Vorstellung ist für uns Menschen etwas völlig Ungewöhnliches, ja im Grunde auch nichts Fassbares. Erst die Entwicklung der Lebensmittelchemie hat dazu geführt. In die Erkenntnis, dass es gute und schlechte Lebensmittel gibt, müssen wir uns erst langsam hineindenken, bevor wir wirklich die gesamte Tragweite dieser Tatsache für unser Leben verstehen können. Denn leider ist es schon »normal« geworden, dass wir sehr viele Lebensmittel verzehren, welche durch Anbau und Verarbeitung chemische Stoffe enthalten, die keineswegs gut für unsere Gesundheit sind.

Eine gesunde Erde, sauberes Wasser und reine Luft bleiben die Voraussetzungen für ein gesundes Leben. Diese Voraussetzungen gilt es, durch unser umsichtiges und vorausschauendes Verhalten zu erhalten. Wir brauchen keine Ertragsmaximierung um jeden Preis, die die Erde auslaugt und ausplündert, sondern eine die Ressourcen schonende Bewirtschaftung. Wie gut oder wie schlecht uns dies in der Zukunft gelingt, wird mitentscheidend sein, wie sich die Qualität unserer Nahrung und damit auch unsere Lebensqualität weiter entwickeln können. Denn eines steht außer Frage: Nur in einer gesunden, mineralreichen Erde können solche Lebensmittel gedeihen, aus denen wir wirklich Vitalität und Lebenskraft beziehen können.

Diese guten und gesunden Lebensmittel werden wir in Zukunft mehr denn je brauchen, um den wachsenden Anforderungen und Veränderungen, die auf uns zukommen werden, weiter standhalten zu können. Menschen mit hohen Belastungen und anhaltendem Stress benötigen sehr viel mehr an vitalen Nährstoffen als Menschen, die wenig Veränderungen und wenig Stress haben. Denn anhaltender Stress frisst nicht nur die Seele, sondern auch alle Nährstoffe auf! Mit anderen Worten: Ohne qualitativ hochwertige Nahrung ist die Gefahr, in einen Mangelzustand zu geraten, sehr hoch.

Für eine gesunde und körperbedarfsgerechte Ernährung ist also grundsätzlich auch die Qualität der Produkte entscheidend: Sie sollten ohne chemische Zusätze und Behandlungen sein, also Bio-Qualität haben. Thilo Bode, Gründer und Leiter der Verbraucherrechtsorganisation *foodwatch* in Berlin, sagt in seinem Buch *Abgespeist*: »Lebensmittel, die den Begriff ›bio‹ oder ›öko‹ im Namen führen oder das Bio-Siegel tragen, müssen die Kriterien der Öko-Verordnung der Europäischen Union (EU) erfüllen. Diese verbietet beispielsweise den Einsatz von chemischen Pflanzenschutzmitteln und gentechnisch veränderten Organismen. Außerdem verlangt sie eine artgerechte Tierhaltung, und Futtermittel dürfen keine Antibiotika oder Leistungsförderer enthalten. All dies ist wichtig für Umwelt und Tierschutz, aber auch für gesunde Lebensmittel.«

Wer sich gesund ernähren will, darf sich nicht mit Industrienahrung abspeisen lassen.

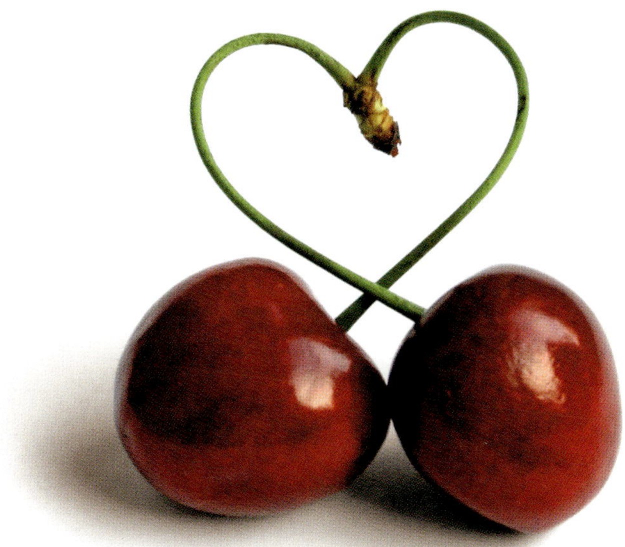

Ist die 7-Essential-Ernährung eine Diät?

Glauben Sie nie wieder irgendwelchen Diätversprechungen!

Für viele Menschen, die ihre schlanke Linie halten oder sie wiedergewinnen wollen, besteht die Ernährung hauptsächlich aus dem Weglassen verschiedener Nährstoffe. Das ist kein Problem, denn wir können alles »ohne« bekommen: Es gibt Salatdressings ohne Öl, Butter ohne Fett, Brot ohne Korn etc. Das große Geschäft der »light« Produkte blüht wie noch nie. Die Produktdesigner haben eine Moderne »ohne« Ernährung kreiert. Aber was fangen wir mit einer Ernährung ohne Inhalt an? Für wen soll das gut sein? Für unsere Gesundheit ganz sicher nicht.

Kommen wir zur ursprünglichen Bedeutung von Diät. Das Wort *Diät* stammt aus dem Griechischen *diaita* und bedeutet so viel wie »gesunde Lebensführung«. Hierzu gehören einerseits Ernährung und Pflege des Körpers, andererseits auch klare Richtlinien und Einstellungen zum Leben. In diesem ganzheitlichen Sinn bedeutet das Wort »Diät« eine sehr differenzierte und gesundheitsfördernde Lebensweise, zu der auch die 7-Essential-Ernährung zählt.

Sie haben sich mit jedem Kapitel in diesem Buch mehr und mehr über die Bau- und Funktionsstoffe Ihres Körpers, seine Beschaffenheit und seinen Nährstoffbedarf kundig gemacht. Dieses Wissen wird Ihnen folglich auch dabei helfen, Ihr gewünschtes Gewicht durch sinnvolles Essen in der richtigen Kombination zu erreichen und künftig keinen neuen Diät-Versprechungen mehr zu verfallen. Was Sie sich durch dieses Buch aneignen konnten, sind die Grundlagen für eine ganzheitliche, gesunde Ernährung, mit der Sie eine Reduktion Ihres Gewichtes leicht und vor allem ohne gesundheitliche Risiken erreichen können.

Wenn Sie sich während Ihrer »ganzheitlichen Diät« der 7-Essential-Empfehlungen an das halten, was in den jeweiligen Kapiteln über den notwendigen Nährstoffbedarf des Körpers gesagt worden ist, werden Sie nie in einen Mangelzustand kommen und können sich somit ganz entspannt Zeit für sich und Ihre Ernährungsumstellung gönnen.

Aber Achtung: Unterschätzen Sie die Macht Ihrer Gewohnheiten und der sich bereits eingeschlichenen Bequemlichkeiten nicht! Es wird sich bei Ihnen die innere Stimme melden, die Ihnen einflüstern will: »Lass es bleiben, das schaffst du sowieso nicht, es ist doch alles Blödsinn.« Diese vernichtende Stimme kennen Sie garantiert, denn sie begleitet Sie höchstwahrscheinlich schon lange. Hinzu kommen meist noch gut gemeinte Ratschläge lieber Mitmenschen, die das Ganze auch nicht leichter machen, weil durch unterschiedliche Ansichten auch so mancher Zweifel gesät wird.

Wenn Sie sich all dessen bewusst sind, können Sie sich auf »Einflüsterungen« und Ratschläge ganz anders vorbereiten und ihnen etwas entgegensetzen! Denn das neue Wissen, welches Sie mit der Zeit verinnerlichen, wird Sie stark machen. Finden Sie heraus, in welchen Situationen Sie geneigt sind, aufzugeben oder in welchen Situationen Sie immer wieder »schwach« werden – und das meine ich durchaus wörtlich. Die meisten Menschen haben immer wieder Heißhunger-Attacken auf Süßigkeiten, denen sie nicht widerstehen können. Das hat einen guten Grund: Wie im Kapitel Kohlenhydrate (S. 100 ff.) ausführlich erörtert, benötigen unser Gehirn sowie die Nervenzellen Glucose, also Zucker, als Energielieferanten. Dieser Anforderung des Gehirns, dem Ruf nach Energienachschub für unseren Körper, müssen wir nachkommen.

Der Schlüssel zum »Nährstoffparadies« für unser Gehirn und unsere Nervenzellen liegt jedoch in der *Beschaffenheit* und der *Verwertbarkeit* der Kohlenhydrate (Zucker). Was der richtige Zucker ist und wie Sie ihn bekommen, verrät Ihnen ebenfalls jenes Kapitel. Auch ich habe sehr gerne Backwaren, Kekse sowie Eis gegessen. Im Jahr 2002 hatte ich das Glück, für ein halbes Jahr in einem kleinen Häuschen in Florida direkt am Meer zu leben. Bekanntlich ist es dort sehr heiß. Meer und Strand laden zum Baden und die Hitze zu leichter Bekleidung ein. Bei dauerhaftem Sommer, am Strand und in der Sonne wird die Entscheidung begünstigt: Ein paar Kilos müssen abgespeckt werden! Leichter gesagt als getan. Denn die Menschen um mich herum aßen große Portionen Eis, tranken viel Coke und vertilgten große Steaks. Und darauf sollte ich nun verzichten? Ja, der Anfang fiel schwer, denn ich war dadurch ja rigoros aus der Gemeinschaft der Eisschlecker, Steakesser und Colatrinker ausgeschlossen. Die Lust auf Eis und der Geschmack auf meiner Zunge wurden manchmal so stark, dass ich an manchen Tagen unentwegt »Eis-Phantasien« hatte. Das Steak zu halbieren und auf Cola zu verzichten, war hingegen weniger schwer.

Erst nach etwa vier bis fünf Wochen begann sich die Umstellung meiner Essgewohnheiten für mich spürbar positiv auszuwirken. Es stellten sich neue, spannende Erlebnisse körperlicher Veränderungen ein: schönere Haut, festeres Gewebe, zunehmende Leichtigkeit, unbeschwertere Beweglichkeit sowie größere Wachheit und Unternehmungslust. All diese tollen Ergebnisse waren ab einem bestimmten Zeitpunkt der Ernährungsumstellung stärker als die Versuchungen, die vor Kurzem noch so stark vorhanden waren. Der Wendepunkt war erreicht.

Bleiben Sie stark, auch wenn Umstellungen anfangs schwierig sind. Belohnen Sie sich öfter mal mit einem Wellnesstag.

Ich erzähle Ihnen diese Geschichte, um Ihnen zu sagen: Es ist ein längerer Weg, bis sich nachhaltig das gewünschte Ergebnis einstellt. Denken Sie auf Ihrem Weg nicht darüber nach, wie lange es genau dauern mag, sondern gehen Sie ihn jeden Tag in der Gewissheit weiter, auf dem richtigen Weg zu sein, und freuen Sie sich darauf, wie umfassend Sie davon profitieren werden.

Der Anfang, die ersten Wochen, können sich mitunter sogar sehr deprimierend und extrem schwierig gestalten, denn in Ihrem Körper findet durch die Ernährungsumstellung eine große Reinigung, eine Entgiftung statt. Bei sehr empfindlichen Menschen können in dieser Phase sogenannte alte, schon längst vergessene Probleme und Schmerzen wieder »auflodern« und erneut erscheinen. Vielleicht werden Sie auch von Müdigkeit, Kopf- und Gliederschmerzen gequält. Denn durch die Entschlackung lösen sich die im Körper befindlichen Giftstoffe, die er jetzt loswerden will. Unterstützend wirken hierbei Entgiftungsbäder mit Salz, die Sie ein- bis dreimal in der Woche vornehmen können. Empfehlenswert ist auch ein Besuch in der Sauna und viel, viel Ruhe, denn zur körperlichen Entschlackung kommt die seelisch-geistige Reinigung. Alle Ebenen werden sozusagen »durchgeputzt«. Aber keine Angst: Sie erleben nichts anderes als das, was ohnehin schon lange in Ihnen festsitzt und nun rausdarf.

Nach dieser Entgiftungsphase werden Sie sich jedoch »runderneuert« und voller Energie und Lebensfreude fühlen. Ich habe es geschafft, viele andere Frauen und viele Männer haben es geschafft – Sie schaffen es auch! Geben Sie sich eine Chance und starten Sie einen Neubeginn!

Wichtig

- ✓ Verbünden Sie sich mit Gleichgesinnten.
- ✓ Der Weg zum Ziel geht Schritt für Schritt.
- ✓ Planen Sie kleine Etappenziele ein.
- ✓ Starten Sie nach Rückfällen einfach noch einmal neu durch.

In diesem Sinn wünsche ich Ihnen:

Bonne chance! Viel Glück!

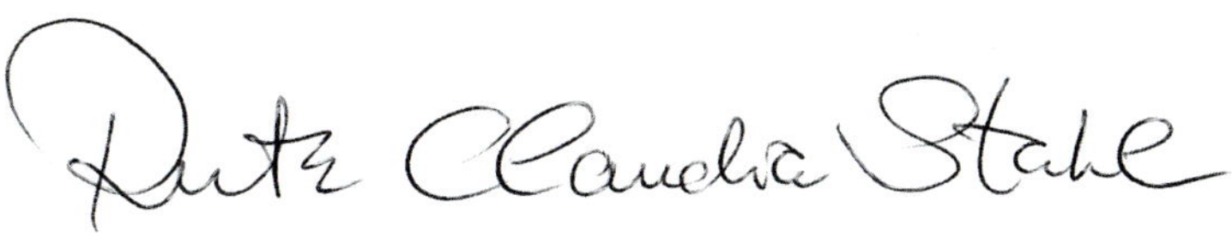

Die 7-Essential-Erfolgstipps

Für zu Hause, unterwegs, im Büro oder im Urlaub – also überall – haben Sie mit den folgenden Erfolgstipps und Kombinationen die Möglichkeit, Ihre tägliche Ernährung mit den besten Lebensmitteln vital aufzuwerten. Sie bekommen durch diese Auswahl alle lebenswichtigen Nährstoffe!

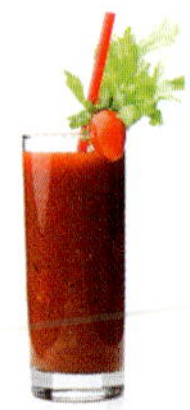

Erfolgstipp 1

Frisch gepresster Gemüsesaft

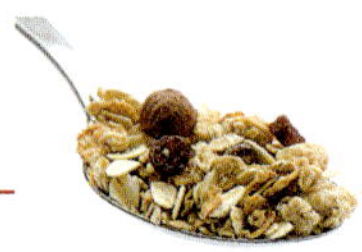

Erfolgstipp 2

Frisches Frucht-Müsli

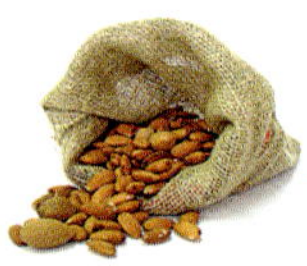

Erfolgstipp 3

Mandeln

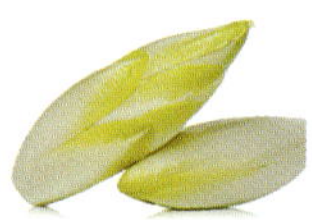

Erfolgstipp 4

Chicorée-Apfel-Möhren-Kiwi-Salat

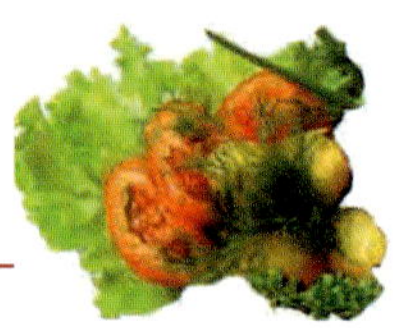

Erfolgstipp 5

Avocado-Tomaten-Champignon-Salat

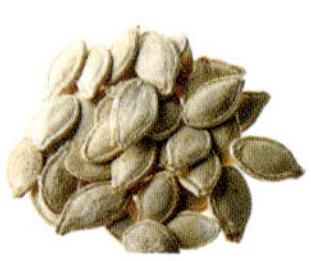

Erfolgstipp 6

Sesam, Kürbiskerne, Sonnenblumenkerne

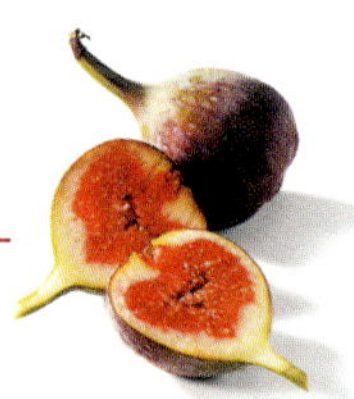

Erfolgstipp 7

Getrocknete Feigen, getrocknete Aprikosen

Erfolgstipp 1: Frisch gepresster Gemüsesaft

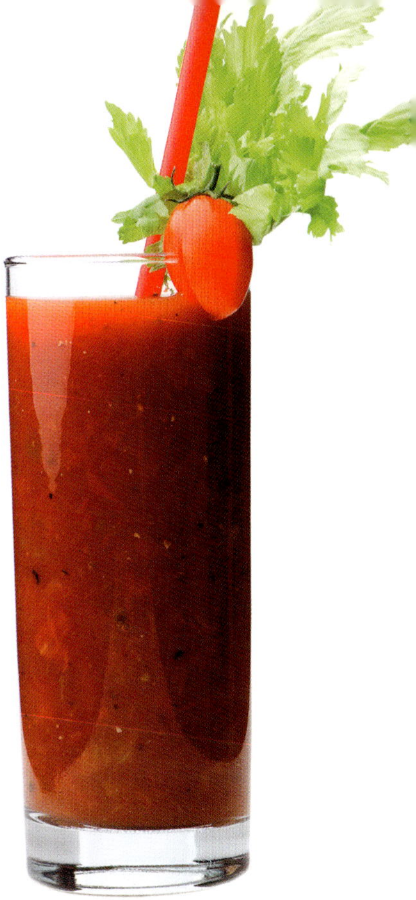

Frisch gepresster Gemüsesaft ist ein ganz besonders wertvolles, 100 Prozent basisches, sehr fein schmeckendes Getränk. Ein frisch gepresster Gemüsesaft reinigt die Lymphe und das Blut. Er sorgt sofort spürbar für neue Energie und höhere Konzentrationsfähigkeit. Der hohe Gehalt an Vitamin A und E kann als Reserve in der Leber gespeichert und von dort aus nach Bedarf vom Körper abgerufen werden. Diese ausgesuchte Kombination an frischen Gemüsen ist besonders wertvoll, da der hohe Gehalt an Vitalstoffen (Vitamine, Mineralien, pflanzliche Eiweiße und mehrfach ungesättigte Fettsäuren) den Zellen sofort zur Verfügung steht und diese mit Energie versorgt. Die Zellen werden dadurch in kurzer Zeit regeneriert, belebt und aktiviert.

Frisch gepresster Gemüsesaft deckt Ihren empfohlenen Tagesbedarf an Vitamin A zu 300 Prozent, an Vitamin E und an den B-Vitaminen zu über 100 Prozent, an Vitamin C zu über 400 Prozent sowie an Folsäure zu über 50 Prozent. Er enthält alle wertvollen Mineralien: Kalzium, Magnesium, Kalium, Eisen, Zink, Silicium etc. sowie auch die wertvollen Flavonoide. Dieser echte Muntermacher hat zudem sehr wenig Kalorien!

Frisch gepresster Gemüsesaft für eine Person:

2 Karotten (Möhren),
1 Paprika rot,
1 kleine Zucchini
1 Fenchelknolle
1 TL kalt gepresstes Walnussöl.

Nährstoffanalyse Gemüsesaft frisch gepresst für 2 Möhren (150 g), 1 Paprika rot (140 g), 1 Fenchel (130 g), 1 Zucchini (250 g):

kcal	KH	Eiw	muFS	Mg	Ca	Fe	Zn	A	E	Fol	B	C
164	23,0	10,4	1,4	157	294	11,0	2,1	3698	14,0	186,0	2,5	364
kcal	g	g	g	mg	mg	mg	mg	mg	mg	µg	mg	mg

Erfolgstipp 2: Frisches Frucht-Müsli

- Frisches Müsli aus Haferflocken, Sesam und/oder Sonnenblumenkernen und/oder Mandelsplittern sowie einer Banane und/oder einer Kiwi und einer großen Tasse Sojamilch liefert Ihnen unter anderem:
- das Mineral Magnesium für den Muskelaufbau
- das Mineral Kalzium für die Knochen
- das Spurenelement Zink für die Gefäßwände
- das Spurenelement Silizium für schöne Haut, Haare, Nägel
- das Spurenelement Eisen für die roten Blutkörperchen
- die gesamten B-Vitamine (inkl. Folsäure) für das Gehirn und die Nerven
- das Vitamin E als Zellschutz
- das Vitamin A für die Augen und den Zellschutz
- das Vitamin C für das Immunsystem, die gute Laune und für den Gefäßschutz
- alle acht pflanzlichen Aminosäuren für den Mineralientransport und die Enzymaktivität
- mehrfach ungesättigte Fettsäuren zur Versorgung der Nerven, des Gehirns und zum Schutz der Gefäßwände
- eine sehr gute Quelle für eine vollständige Mahlzeit!

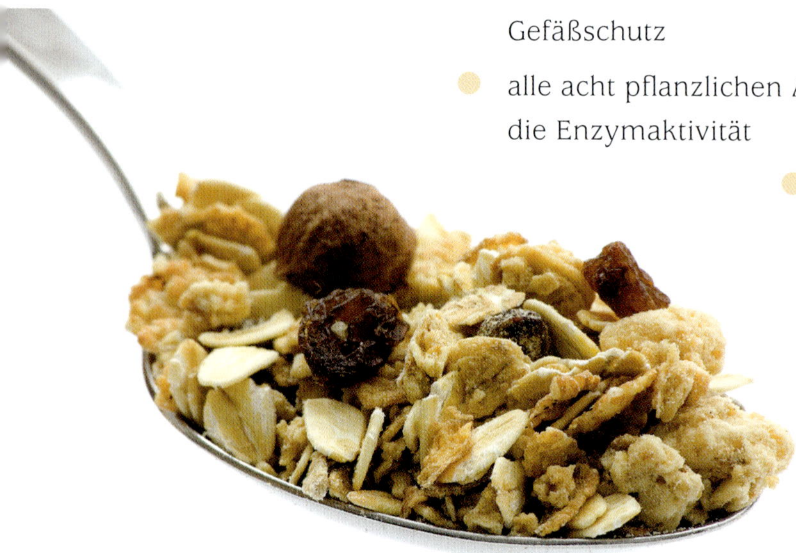

Nährstoffanalyse frisches Frucht-Müsli für 25 g Haferflocken, 20 g Sesam, 200 g Sojamilch, 1 Kiwi, frisch:

kcal	KH	Eiw	muFS	Mg	Ca	Fe	Zn	A	E	Fol	B	C
352	33,2	14,4	7,9	183	251	5,8	4,1	90	4,6	51,4	1,2	92
kcal	g	g	g	mg	mg	mg	mg	µg	mg	µg	mg	mg

Erfolgstipp 3: Mandeln

Mandeln, 30 g (ca. eine Handvoll), als kleine Zwischenmahlzeit geeignet. Eine sehr gute Quelle für Mineralien, Spurenelemente, Vitamin E und Folsäure sowie für pflanzliche Eiweiße und mehrfach ungesättigte Fettsäuren.

kcal	KH	Eiw	muFS	Mg	Ca	Fe	Zn	A	E	Fol	B	C
172	1,2	5,6	3,0	66	76	1,2	0,8	6,0	7,8	13,8	0,2	0
kcal	g	g	g	mg	mg	mg	mg	µg	mg	µg	mg	mg

Gesamtnährstoffanalyse aus Tipp 1, 2 und 3: Gemüsesaft, Müsli und Mandeln

Die Gesamtanalyse des Müslis und des frisch gepressten Gemüsesaftes und einer kleinen Zwischenmahlzeit, bestehend aus einer Handvoll Mandeln (30 g), zeigt deutlich, wie Sie schon mit diesen drei Erfolgstipps den empfohlenen Tagesbedarf an Vitalstoffen (Vitaminen und Mineralien und mehrfach ungesättigten Fettsäuren) zum Teil *mehrfach,* aber auf jeden Fall spielend einfach decken können (siehe S. 162 oben):

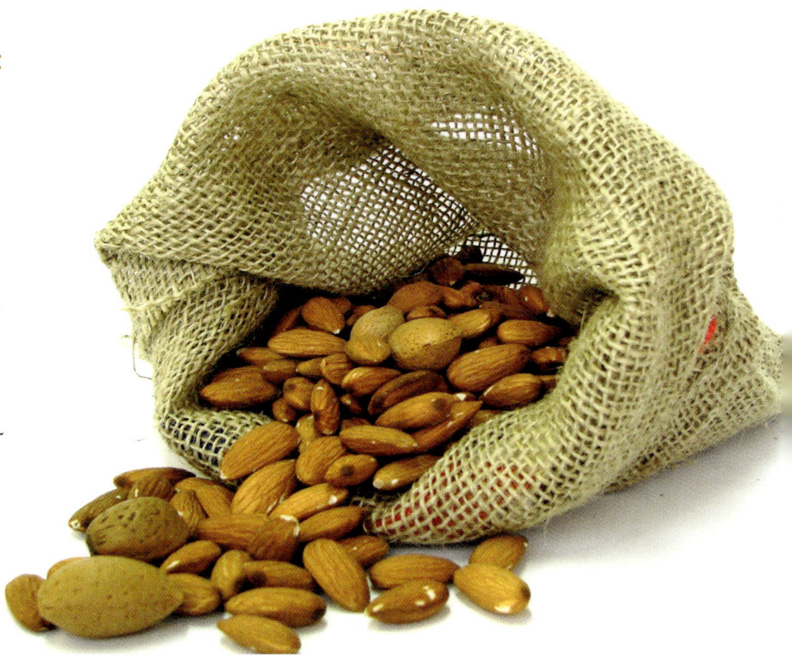

kcal	KH	Eiw	muFS	Mg	Ca	Fe	Zn	A	E	Fol	B	C
688	56,2	30,4	12,3	406	621	18	7,0	3794,0	26,4	251,2	3,09	456,0
kcal	g	g	g	mg	mg	mg	mg	µg	mg	µg	mg	mg

Das gesamte Team der bioaktiven Pflanzenstoffe ist auch in den folgenden 7-Essential-Salaten enthalten. Sie sind knackfrisch, lecker und sehr gesund!

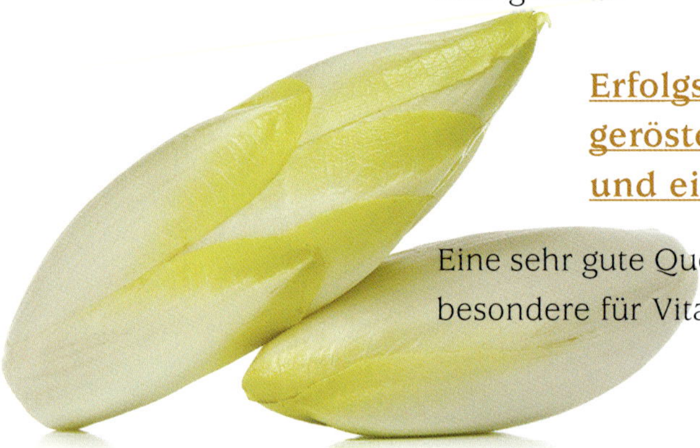

Erfolgstipp 4: Chicorée-Apfel-Möhren-Kiwi-Salat mit gerösteten Sonnenblumenkernen, Walnussöl und einem Eigelb

Eine sehr gute Quelle für Mineralien, Spurenelemente und Vitamine; insbesondere für Vitamin A, Vitamin E und Folsäure.

Zubereitung:

Chicorée warm waschen. Den Strunk keilförmig entfernen, denn er ist sehr bitter. Die Blätter in zirka 2 cm große Stücke schneiden und in einen tiefen Teller geben. Den Apfel kleinschneiden und mit der feingeriebenen Karotte und der in Scheiben geschnittenen Kiwi dazugeben. Mit dem Walnussöl, dem Zitronensaft, einer Prise Salz sowie mit den feingehackten Kräutern, dem gekochten Eigelb und einer frisch gemahlenen Prise schwarzen Pfeffers abschmecken. Zum Schluss die leicht gerösteten Sonnenblumenkerne darüberstreuen.

Nährstoffanalyse Chicorée-Apfel-Möhren-Kiwi-Salat für 1 Chicorée (150 g), eine Kiwi (100 g), einen Apfel (100 g), eine kleine Möhre (Karotte 60 g), 2 EL Sonnenblumenkerne (30 g), 1 EL Walnussöl (10 g), ein gekochtes Eigelb (50 g), 2 TL Zitronensaft, Petersilie, Kresse, Salz, schwarzen Pfeffer (siehe nächste Seite):

kcal	KH	Eiw	muFS	Mg	Ca	Fe	Zn	A	E	Fol	B	C
593	28,8	19,2	18,8	188	234	9,6	4,6	2277	16,4	131,4	2,3	116
kcal	g	g	g	mg	mg	mg	mg	µg	mg	µg	mg	mg

Erfolgstipp 5: Avocado-Tomaten-Champignon-Salat mit frischen Sprossen

Eine sehr gute Quelle für Mineralien, Spurenelemente, Vitamine und die sekundären Pflanzenstoffe (Flavonoide).

Zubereitung:

Die halbe Avocado schälen und in Streifen schneiden. Abwechselnd mit den dünn geschnittenen Tomatenscheiben im Kreis auf einen großen Teller legen. Darüber die sehr dünn geschnittenen Champignons, die Sprossen und den fein gehobelten Parmesan geben. Abschließend mit dem Olivenöl, etwas Zitronensaft, Salz, dem frischen schwarzen Pfeffer und der fein gehackten Petersilie abschmecken.

Nährstoffanalyse Avocado-Tomaten-Champignon-Salat für eine halbe Avocado (70 g), 1 große Tomate (75 g), 3 bis 4 Champignons (70 g), frische Mungosprossen (20 g), Parmesan (30 g), 1 EL Olivenöl (10 g), frische Petersilie, Zitronensaft, Salz, frischen schwarzen Pfeffer:

kcal	KH	Eiw	muFS	Mg	Ca	Fe	Zn	A	E	Fol	B	C
406	3,8	14,6	3,1	60	414	1,44	2,2	304	3,5	54	1,4	49
kcal	g	g	g	mg	mg	mg	mg	µg	mg	µg	mg	mg

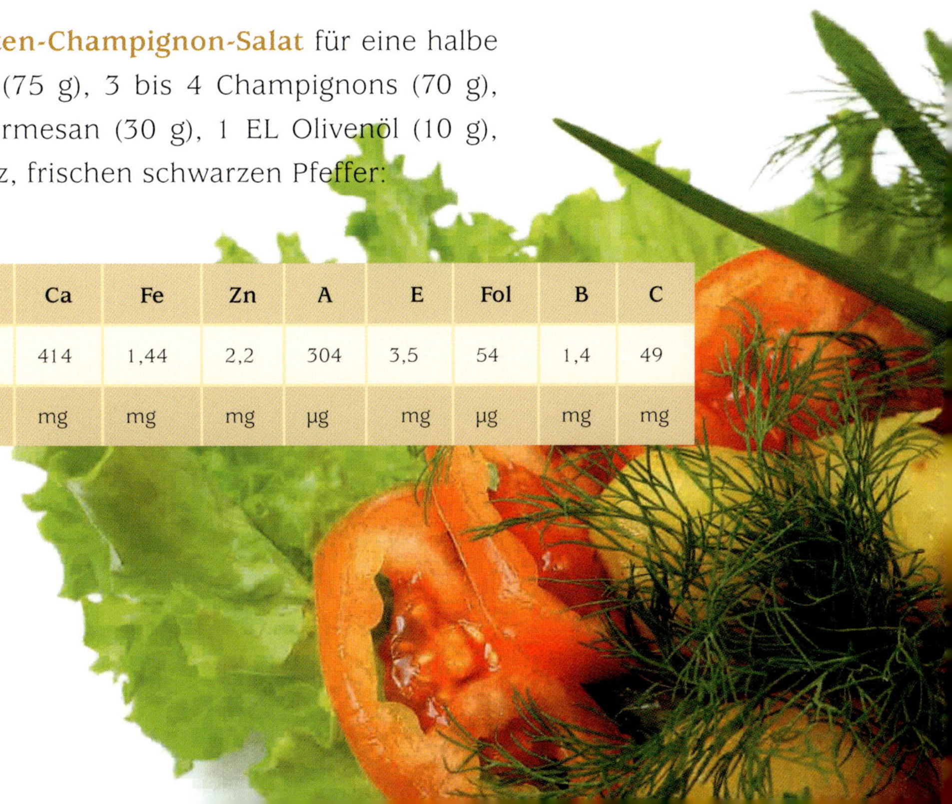

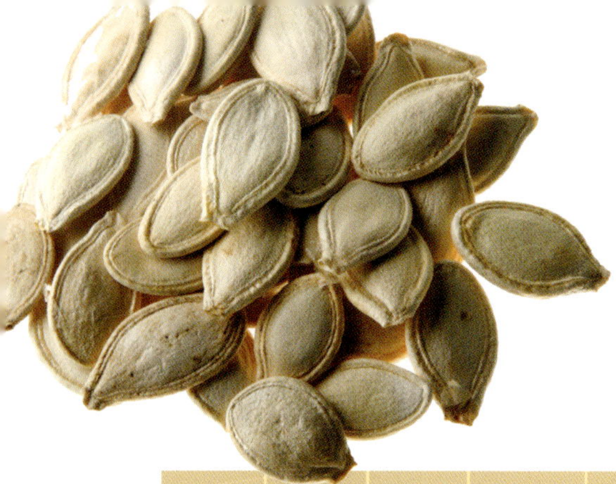

Erfolgstipp 6: Sesam, Kürbiskerne, Sonnenblumenkerne

Sesam 20 g (ca. 2 EL)

Eine sehr gute Quelle für Mineralien und Spurenelemente. Besonders gut für Eisen, Zink und Folsäure sowie für pflanzliche Eiweiße und die mehrfach ungesättigten Fettsäuren.

kcal	KH	Eiw	muFS	Mg	Ca	Fe	Zn	A	E	Fol	B	C
112	2,0	3,5	4,5	69	148	2,0	1,6	1	0,5	11,8	0,3	0
kcal	g	g	g	mg	mg	mg	mg	µg	mg	µg	mg	mg

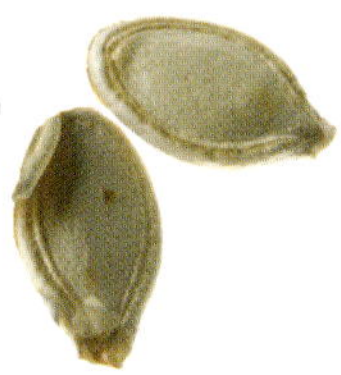

Kürbiskerne 10 g (ca. 1 EL)

Eine sehr gute Quelle für Mineralien, Spurenelemente und Folsäure sowie für pflanzliche Eiweiße und die mehrfach ungesättigten Fettsäuren. Übrigens: Der Kürbis ist eine traditionelle Arzneipflanze.

kcal	KH	Eiw	muFS	Mg	Ca	Fe	Zn	A	E	Fol	B	C
56	1,4	2,4	2,4	40	4	1,3	0,7	4	0,4	2,6	0	0
kcal	g	g	g	mg	mg	mg	mg	µg	mg	µg	mg	mg

Sonnenblumenkerne 20 g (ca. 2 EL)

Eine sehr gute Quelle für Mineralien, Spurenelemente sowie für pflanzliche Eiweiße und die mehrfach ungesättigten Fettsäuren.

kcal	KH	Eiw	muFS	Mg	Ca	Fe	Zn	A	E	Fol	B	C
115	2,5	4,5	6,0	79	20	1,3	1,0	1	7,6	12,0	0,5	0
kcal	g	g	g	mg	mg	mg	mg	µg	mg	µg	mg	mg

Erfolgstipp 7: Getrocknete Feigen, getrocknete Aprikosen

Feigen, getrocknet 70 g (ca. 5 bis 6 ½ Stück)

Als kleine Zwischenmahlzeit geeignet. Eine sehr gute Quelle für pflanzliche Eiweiße, Mineralien und Spurenelemente; insbesondere Kalzium und Eisen.

Wichtig

✓ Beim Einkauf darauf achten, dass die Früchte ungeschwefelt und ohne Zusätze sind.

kcal	KH	Eiw	muFS	Mg	Ca	Fe	Zn	A	E	Fol	B	C
199	40,7	4,1	0,7	63	171	1,9	0,8	22	1,4	11	0,6	7
kcal	g	g	g	mg	mg	mg	mg	µg	mg	µg	mg	mg

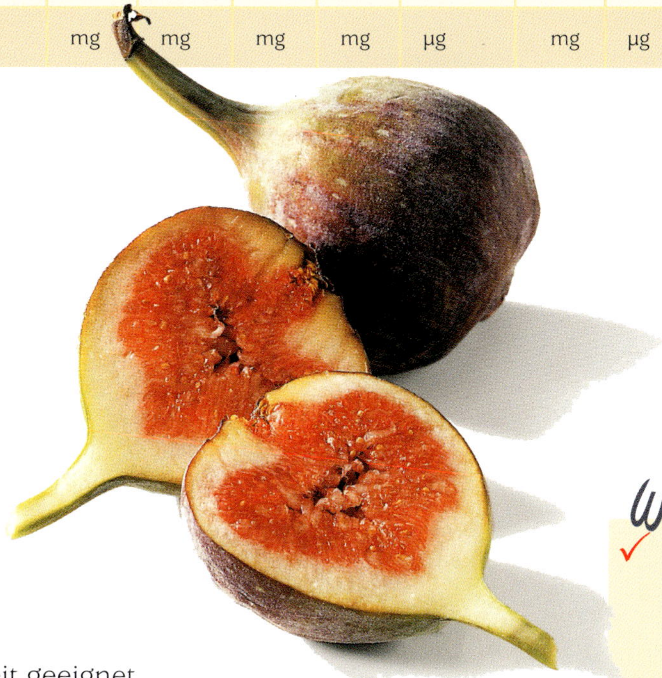

Aprikosen, getrocknet 70 g (ca. 9 ½ Stück)

Als kleine Zwischenmahlzeit geeignet.
Eine sehr gute Quelle für pflanzliche Eiweiße, Mineralien und Spurenelemente. Auch eine sehr gute Quelle für die Vitamine A und Folsäure.

Wichtig

✓ Beim Einkauf darauf achten, dass die Früchte ungeschwefelt und ohne Zusätze sind.

kcal	KH	Eiw	muFS	Mg	Ca	Fe	Zn	A	E	Fol	B	C
175	35,4	3,7	0,1	41	70	2,7	0,6	1112	1,9	12,6	0,4	30
kcal	g	g	g	mg	mg	mg	mg	µg	mg	µg	mg	mg

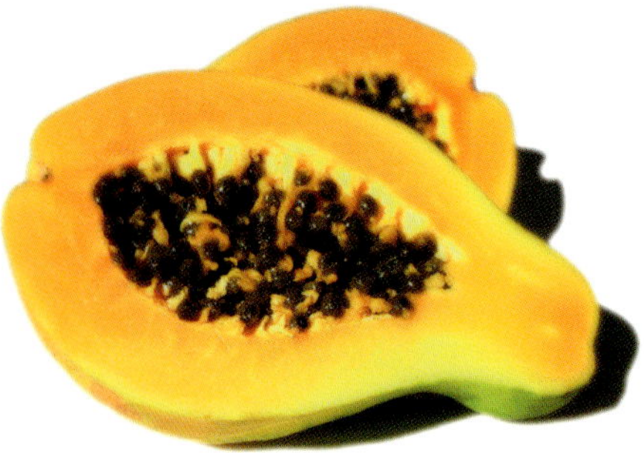

Nährstoffanalysen einzelner vitaler Lebensmittel

1 halbe Papaya, frisch (ca. 200 g)

Eine sehr gute Quelle für die Vitamine C, A, E und Folsäure sowie die Mineralien Kalzium, Magnesium und das Spurenelement Eisen.

kcal	KH	Eiw	muFS	Mg	Ca	Fe	Zn	A	E	Fol	B	C
26	4,8	1,0	0,0	82	42	0,8	0,2	186	1,4	2,0	0	164
kcal	g	g	g	mg	mg	mg	mg	µg	mg	µg	mg	mg

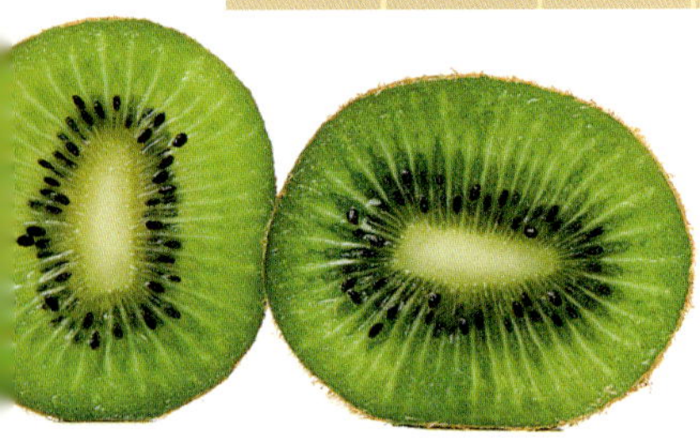

1 Kiwi, frisch (ca. 130 g)

Eine sehr gute Quelle für die Vitamine C, A, E und Folsäure sowie die Mineralien Kalzium, Magnesium und das Spurenelement Eisen.

kcal	KH	Eiw	muFS	Mg	Ca	Fe	Zn	A	E	Fol	B	C
79	14,0	1,3	0,3	31	49	1,0	0,5	81	0,7	20,8	0,1	92
kcal	g	g	g	mg	mg	mg	mg	µg	mg	µg	mg	mg

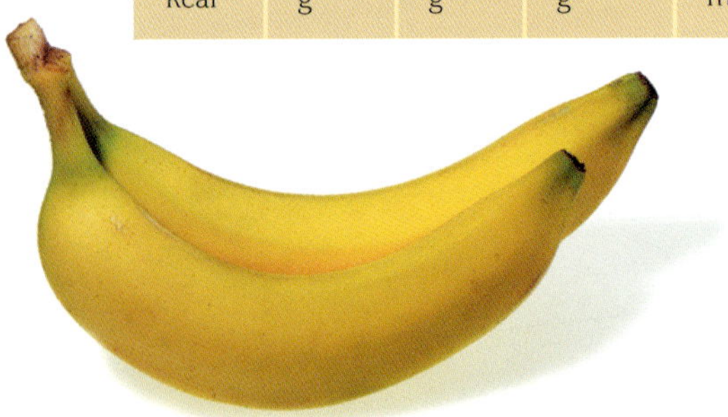

1 Banane, frisch (ca. 100 g)

Als kleine Zwischenmahlzeit geeignet. Eine sehr gute Quelle für Mineralien und Vitamine – sie sind vollständig enthalten.

kcal	KH	Eiw	muFS	Mg	Ca	Fe	Zn	A	E	Fol	B	C
95	21,4	1,1	0,1	36	9	0,6	0,2	38	0,3	15	0,5	12
kcal	g	g	g	mg	mg	mg	mg	µg	mg	µg	mg	mg

1 Apfel, frisch (ca. 100 g)

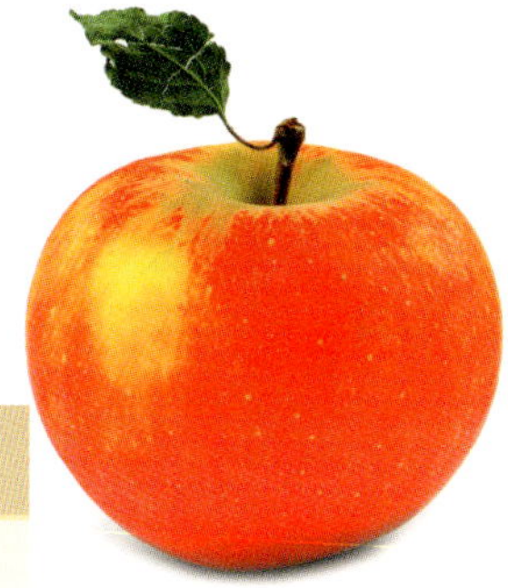

Eine sehr gute kalorienarme Quelle für Mineralien und Vitamine.

kcal	KH	Eiw	muFS	Mg	Ca	Fe	Zn	A	E	Fol	B	C
48	10,5	0,3	0,2	6	6	0,4	0,1	7	0,5	4,0	0	11
kcal	g	g	g	mg	mg	mg	mg	µg	mg	µg	mg	mg

Eine halbe Avocado (ca. 70 g)

Eine sehr gute Quelle für die mehrfach ungesättigten Fettsäuren, pflanzliche Eiweiße sowie alle Mineralien, Spurenelemente und Vitamine; insbesondere Folsäure! Die Avocado ist eine traditionelle Arzneipflanze.

kcal	KH	Eiw	muFS	Mg	Ca	Fe	Zn	A	E	Fol	B	C
152	0,3	1,3	1,6	20	7	0,4	0,3	8	0,9	21	0,6	9
kcal	g	g	g	mg	mg	mg	mg	µg	mg	µg	mg	mg

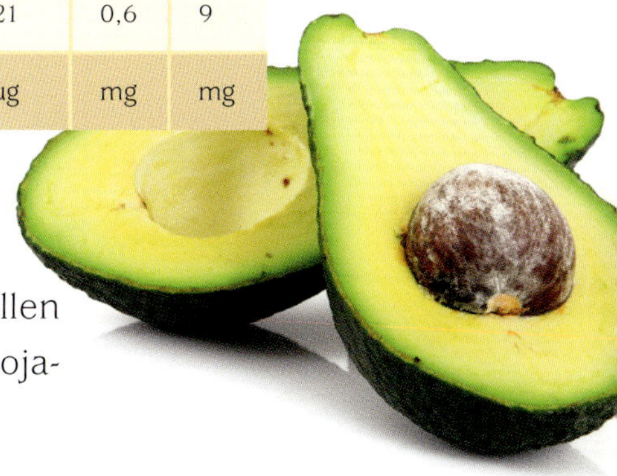

Sojamilch, 200 g, flüssig (große Tasse)

Eine sehr gute Quelle für pflanzliche Eiweiße (enthält alle 8 essenziellen Aminosäuren vollständig) sowie gute Eisen- und Zinkwerte. Die Sojabohne ist eine traditionelle Arzneipflanze.

kcal	KH	Eiw	muFS	Mg	Ca	Fe	Zn	A	E	Fol	B	C
68	1,4	6,8	2,4	48	40	1,6	1,0	8	0,3	16	0,4	0
kcal	g	g	g	mg	mg	mg	mg	µg	mg	µg	mg	mg

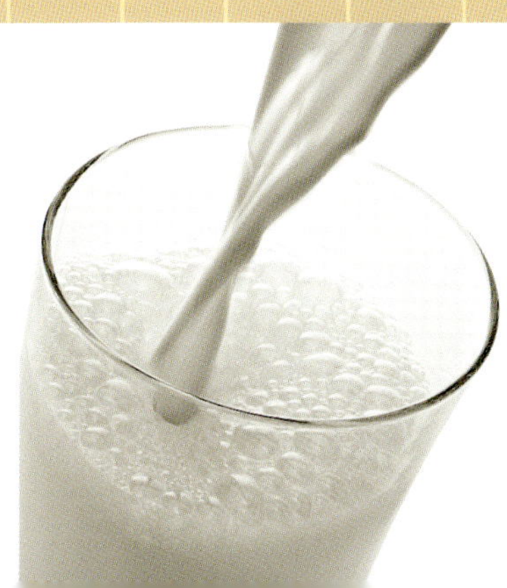

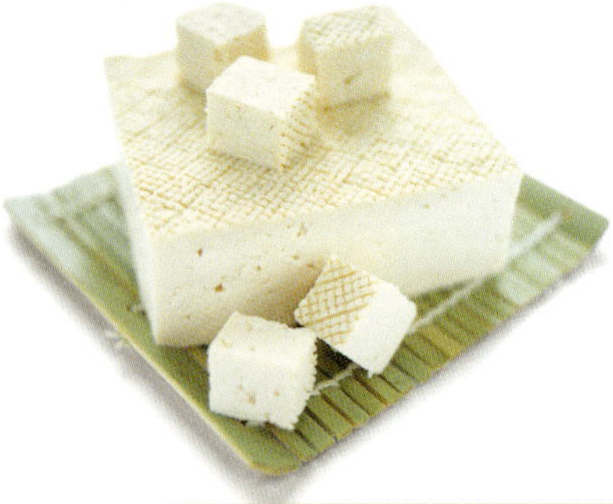

Tofu, 50 g (ca. 1 Portion)

Eine sehr gute Quelle für pflanzliche Eiweiße sowie für Mineralien, Spurenelemente und Folsäure.

kcal	KH	Eiw	muFS	Mg	Ca	Fe	Zn	A	E	Fol	B	C
36	0,3	3,9	1,3	55	65	1,0	0,2	2	0,3	8,0	0,2	0
kcal	g	g	g	mg	mg	mg	mg	µg	mg	µg	mg	mg

Schöne Haut – jung bleiben mit vitalen Lebensmitteln

Für eine strahlend schöne Haut gilt das Wirkprinzip Innen und Außen. Die Haut ist unser größtes Organ. Beachten Sie deshalb bei der Pflege, dass sie sowohl von innen aufgebaut als auch von außen gepflegt und geschützt werden will. Mit vitalen Lebensmitteln versorgen Sie also auch Ihre Haut perfekt und helfen ihr, jung und vital zu bleiben.
Hier eine Auswahl von **A**vocado bis **Z**uccini.

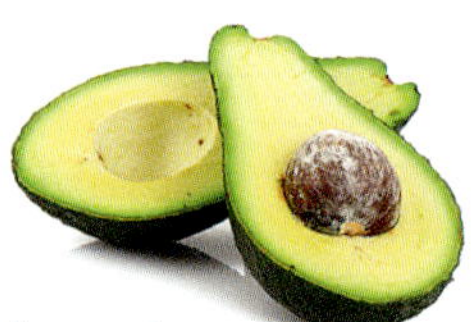

Avocado

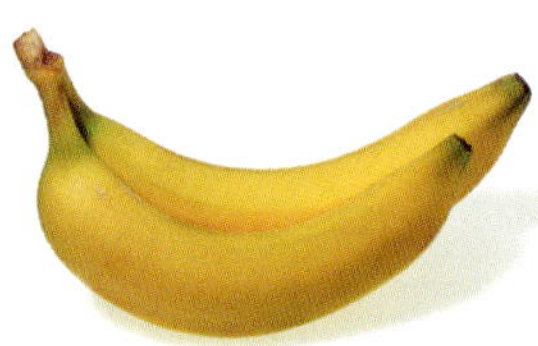

Bananen

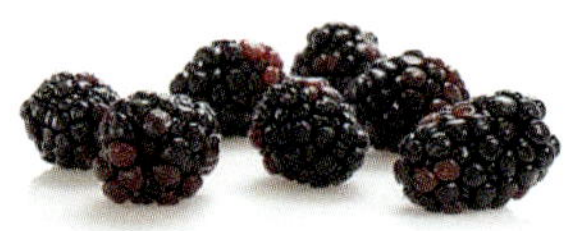

Brombeeren

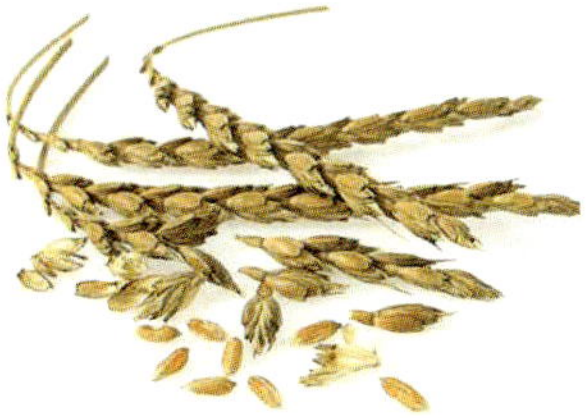
Dinkel

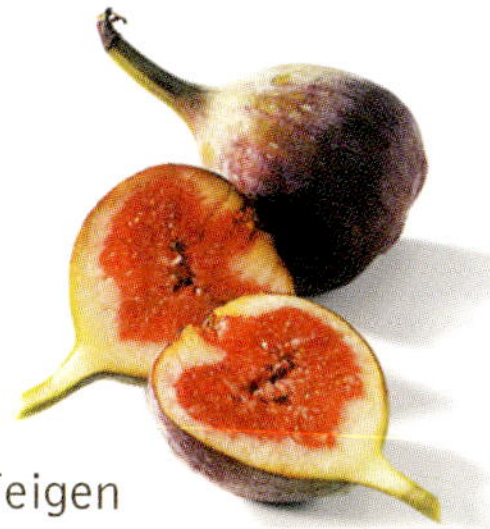
Feigen

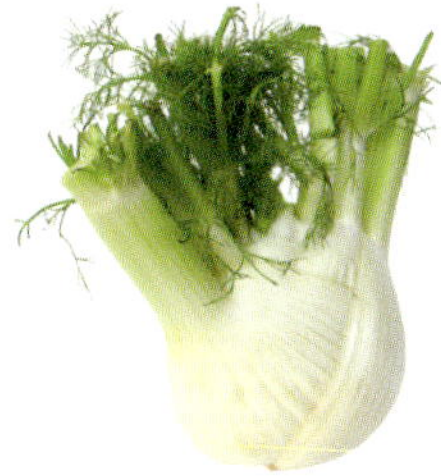
Fenchel

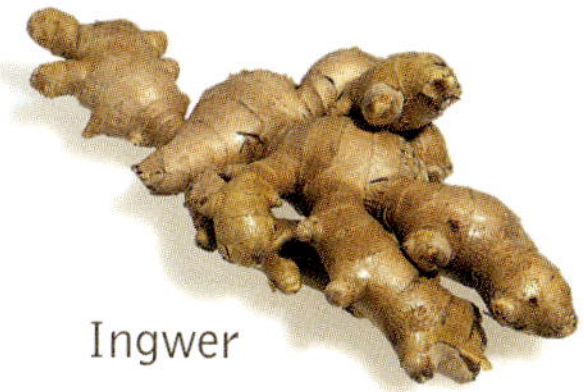
Ingwer

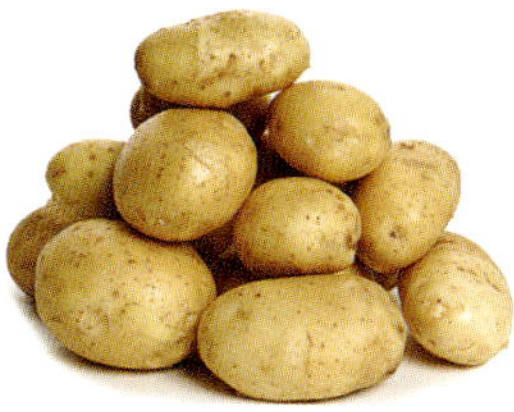
Kartoffeln

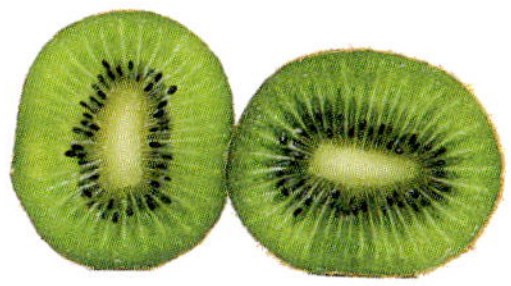
Kiwis

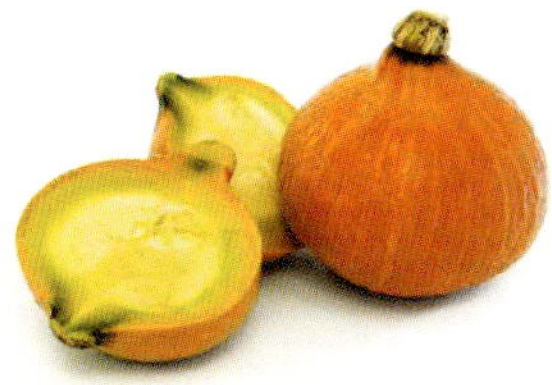
Kürbis (Hokkaido)

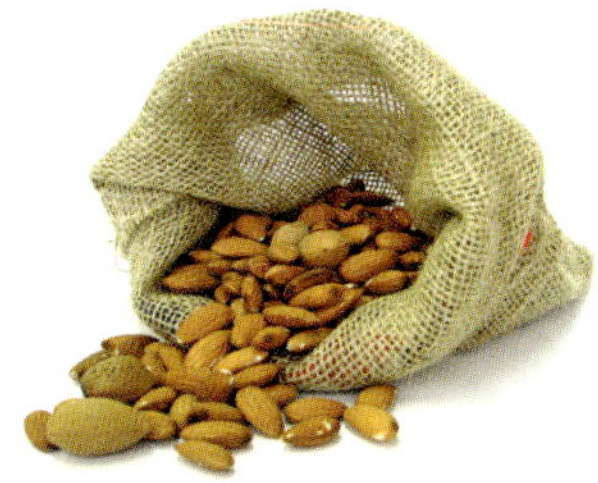
Mandeln

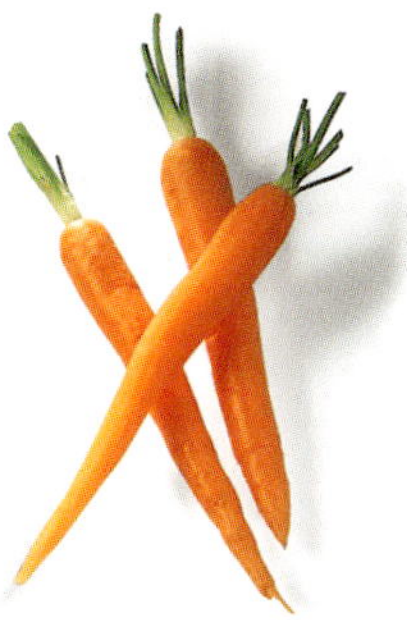
Möhren / Karotten

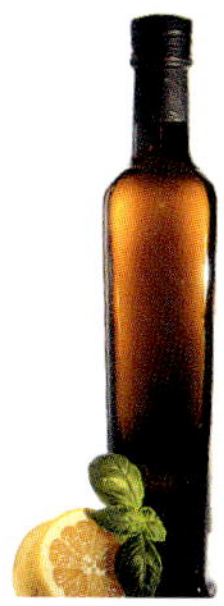
Olivenöl

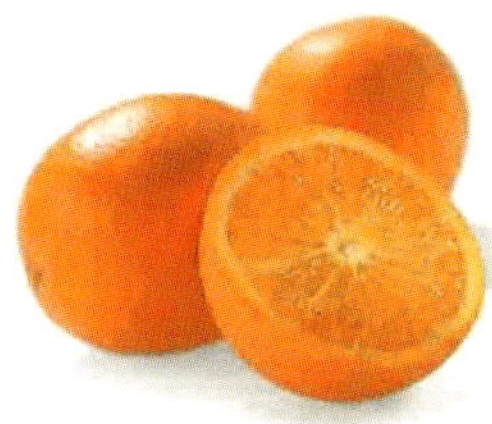
Orangen

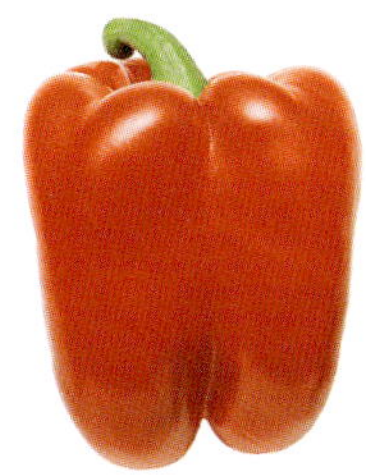
Paprika (rot)

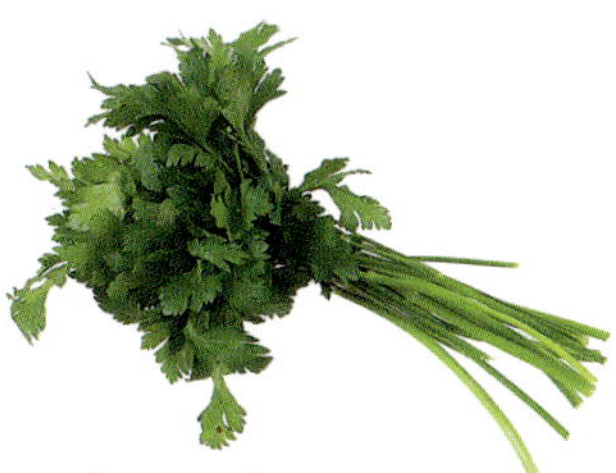
Petersilie

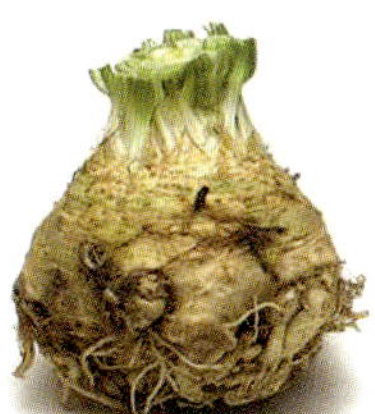
Sellerie

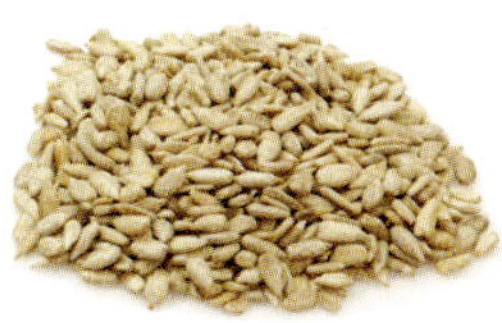
Sonnenblumenkerne

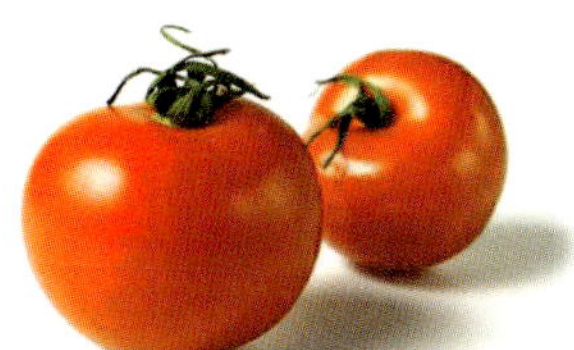
Tomaten

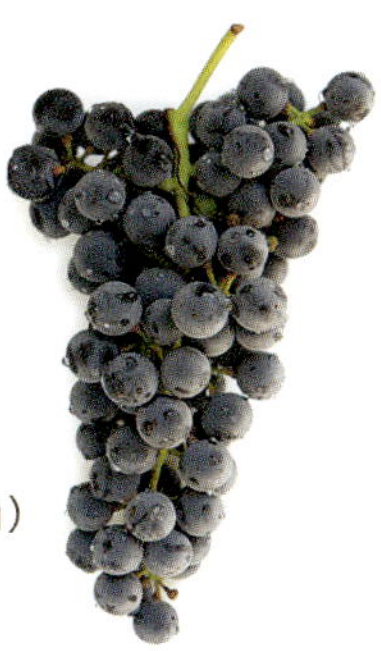
Trauben (blau)

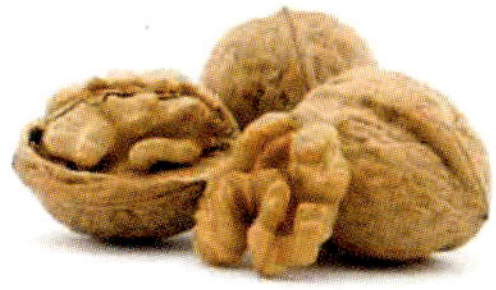
Walnusskerne

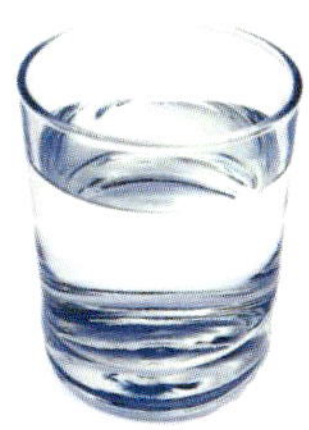
Wasser

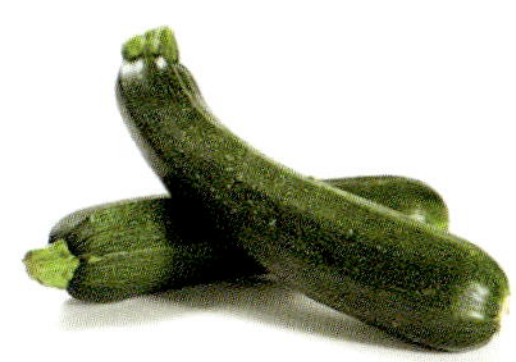
Zucchini

Erfolgstipps –

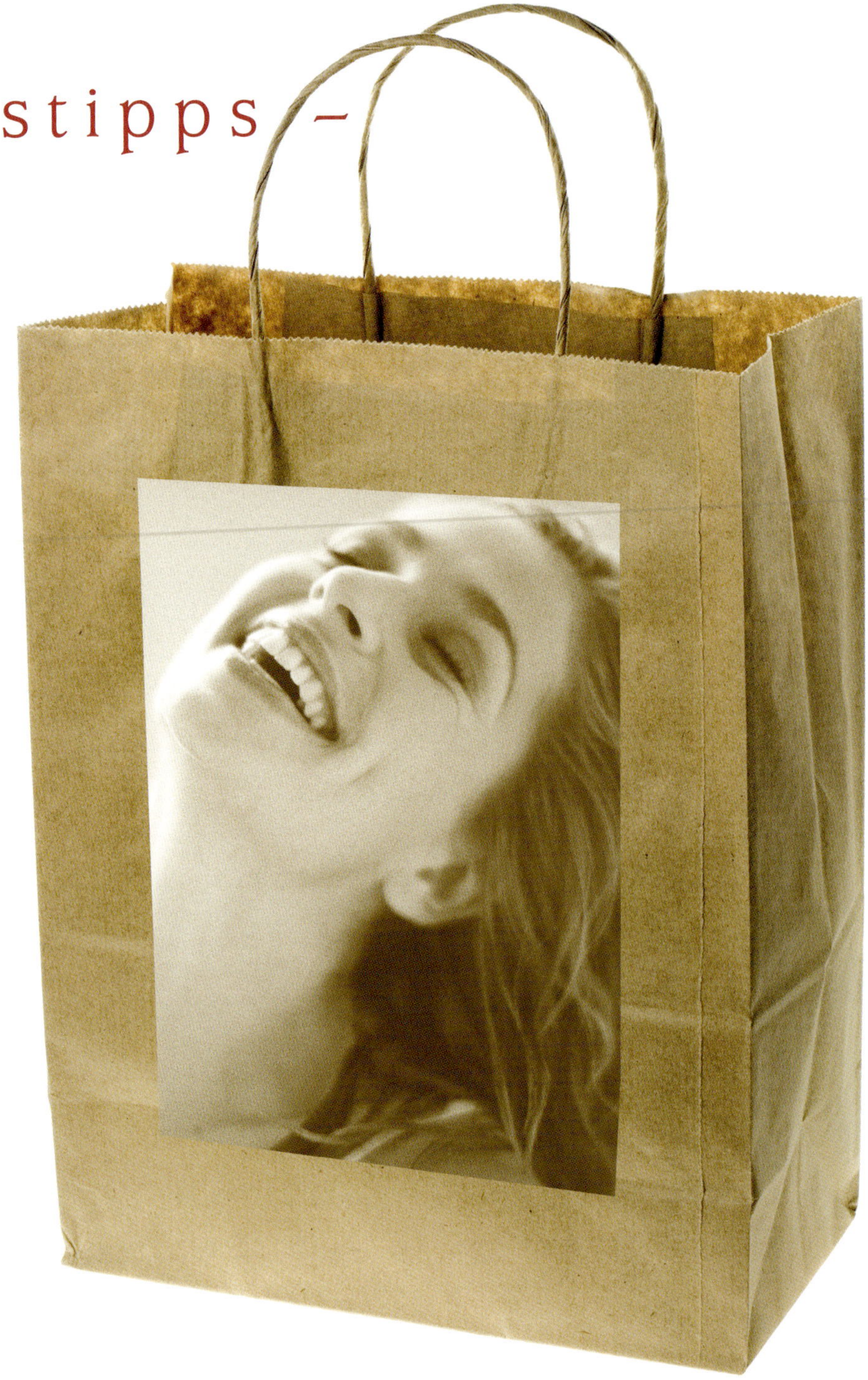

gehört beim nächsten Einkauf

in die Tüte

Erfolgstipp 1:

Karotten
rote Paprika
Fenchel
Zucchini
Walnussöl

Erfolgstipp 2:

Haferflocken
Sesam
Sonnenblumenkerne
Bananen/Kiwis
Sojamilch

Erfolgstipp 3:

Mandeln

Erfolgstipp 4:

Chicorée
Karotten
Äpfel
Kiwis
Zitrone
frische Kräuter
Eier
kaltgepresstes
Walnussöl
Meersalz
schwarzer Pfeffer

Erfolgstipp 5:

Avocados
Tomaten
Champignons
frische Kräuter
Mungosprossen
Parmesan
Olivenöl extra vergine
Meersalz
schwarzer Pfeffer
Zitrone

Erfolgstipp 6:

Sesam
Kürbis-, Sonnenblumen-
kerne

Erfolgstipp 7:

getrocknete Aprikosen
getrocknete Feigen

Danke!

Dank sei allen Menschen, die mich in meinem Vorhaben, dieses Buch zu schreiben, bestärkt, gefördert und unterstützt haben.

Zuerst war die Idee. Ideen brauchen Unterstützung und Tatkraft. Diese Unterstützung fand ich von Anfang an in meiner Tochter Nadja-Linn. Ihre Begeisterung für dieses Thema hat mir in schwierigen Phasen immer wieder Mut gemacht, meine Idee zu realisieren. Auf der Insel Mallorca, auf der ich zu dieser Zeit lebte, ist dann auch tatsächlich ein gemeinsames Buch entstanden, das zunächst für meine Seminare im Eigendruck vorlag, und für das Nadja die grafische Gestaltung übernahm. Diesen Eigendruck hat unser Freund Roland Henssler großzügig unterstützt – dafür nochmals vielen Dank! Eines schönen Tages gelangte das Werk in die »verstehenden« Hände unserer Lektorin Ulrike Reverey im Kösel-Verlag. Eine Überarbeitung folgte, und nun halten Sie das Buch in inhaltlich neuer Fassung und in neuer Gestaltung der kreativen Layouterin Ilse Weidenbacher in Ihren Händen.

Und so sei auch Ihnen gedankt, liebe Leserin, lieber Leser, dass Sie sich für diese Lektüre entschieden haben.

Ruth Claudia Stahl

Empfohlene Literatur

Bockisch, Michael: *Handbuch der Lebensmitteltechnologie. Nahrungsfette und Öle.* Ulmer Verlag: Stuttgart 1993

Bode, Thilo: *Abgespeist.* S. Fischer Verlag: Frankfurt/M. 2008

Emoto, Masaru: *Die Botschaft des Wassers.* KOHA Verlag: Isen 2002

Gröber, Uwe: *Orthomolekulare Medizin.* Wissenschaftliche Verlagsgesellschaft: Stuttgart 2008

Hendel, Barbara/Ferreira, Peter: *Wasser & Salz – Urquell des Lebens.* United Soft Media Verlag: München 2005

Hug, Youngsuk/Kermarrec, Felicitas: *Naturerzeugnis Bambussalz.* Spurbuchverlag: Baunach 2006

Jentschura, Peter/Lohkämper, Josef: *Gesundheit durch Entschlackung.* Peter Jentschura Verlag: Münster 1998

Kollath, Werner: *Die Ordnung unserer Nahrung.* MVS Medizinverlage: Stuttgart 2005

Lipton, Bruce H., Ph.D.: *Intelligente Zellen. Wie Erfahrungen unsere Gene steuern.* KOHA Verlag: Isen 2006

Oberbeil, Klaus: *Fit durch Vitamine.* Südwest Verlag: München 2007

Popp, Fritz-Albert: *Biophotonen – Neue Horizonte in der Medizin.* Haug Verlag: Freiburg 2006

Popp, Fritz-Albert//Bröckers, Mathias: *Die Botschaft der Nahrung.* Zweitausendeins Verlag: Frankfurt/M. 2005

Rauch-Petz, Gisela: *Gemüse als Medizin. Vorbeugen und heilen durch gesunde Ernährung.* Südwest Verlag: München 1996

Schäffler, Arne/Menche, Nicole: *Mensch, Körper, Krankheit.* Urban & Fischer Verlag: München 1999

Worlitschek, Michael: *Praxis des Säure-Basen-Haushalts. Grundlagen und Praxis.* MVS Medizinverlage: Stuttgart 2008

van Wyk, Ben E./Wink, Coralie/Wink, Michael: *Handbuch der Arzneipflanzen.* Wissenschaftliche Verlagsgesellschaft: Stuttgart 1993

Angaben aus Nährwerttabellen von Heinz Becker (www.hbnweb.de)

Bildliste

Fancy/RF: 40, 95; Fotolia.com/RF: 4 (Alx), 28/29 (Anna Khomulo), 38 (Astroid), 41 (Bizroug), 42 (Pawel Strykowski), 44, 47 (ExQuisine), 45, 114/115, 162, 166 M. (arnowssr), 50/51 (Sean Gladwell), 52 (Stuart Monk), 53 (Natalya Korolevskaya), 55 (Riccardo Bruni), 60/61 (robynmac), 63, 78 (Giuseppe Porzani), 68/69 (Nikolay Okhitin), 79 (OxfordSquare), 81 (Liv Friis-larsen), 84 u. (Elenathewise), 86 (Anette Linnea Rasmussen), 91 (Elena Schweitzer), 92 (Dmitry Rukhlenko), 93 (AGphotographer), 94 (Valua Vitaly), 96 (dinostock), 97 (kmit), 99 o. (martine wagner), 100/101 (Rebel), 108 (Kesu), 112 (Lucky Dragon), 118 (motorlka), 123 (jcm), 124 (D. Fabri), 128 (Wladimir Tolstich), 130 (Valérie Edern), 132 (Stepanov), 137 (Karin Jähne), 153 (YaaL), 159 (unpict), 160 (Tomasz Sowinski), 161 (.shock), 164 (Leonid Nyshko), 166 o. (isatori), 167 u. (Ray), 168 u. r. (MarkFGD), 169 (Ernst Fretz), 169 (NilsZ), 169 (Andre), 169 (Birgit Reitz-Hofmann), 169 (2) (eyewave), 169 (cdrcom), 170 (Yong Hian Lim); FXH: 127, 149; Goodshoot/RF: 134; Imagesource/RF: 125; Matthäi Martina: 8, 24; Photoalto/RF: 21, 65, 83, 145, 146; Photodisc/RF: 12, 57, 105; Plainpicture, Hamburg: 30/31 (Westend61/RF); Shutterstock/RF: 139 (Martin Chalov); Südwest Verlag, München: 3, 7, 75, 82, 84 o., 89, 110, 121, (Karl Newedel), 11, 169 (Michael Holz), 17 (Ute Schoenenburg), 46 (Antje Plewinski), 76 (Ulrich Kerth), 107, 166 u., 169 (Siegfried Sperl), 122 (Barbara Bonisolli), 165 (Martina Urban), 169 (N.N.)